L'inconscient

Qui suis-je sur l'autre scène ?

Groupe Eyrolles
61, bd Saint-Germain
75240 Paris cedex 05

www.editions-eyrolles.com

Avec la collaboration de Fanny Morquin

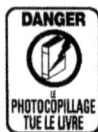

LES MOTS DE LA PSYCHANALYSE

Saverio Tomasella

L'inconscient

Qui suis-je sur l'autre scène ?

EYROLLES

Du même auteur :

La traversée des tempêtes – Renaître après un traumatisme, Eyrolles, 2011.

La perversion – Renverser le monde, Eyrolles, 2010.

Le sentiment d'abandon – Se libérer du passé pour exister par soi-même, Eyrolles, 2010.

Le surmoi – Il faut, je dois, Eyrolles, 2009.

Oser s'aimer – Développer la confiance en soi, Eyrolles, 2008.

Avec Christine Hardy et Laurence Schifrine :

Habiter son corps – La méthode Alexander, Eyrolles, 2006.

Avec Gilles Pho :

Vivre en relation – S'ouvrir et rencontrer l'autre, Eyrolles, 2006.

Avec Catherine Podguszer :

Personne n'est parfait ! – Accepter ses différences, Eyrolles, 2005.

Avec Karin Trystram :

Le couple, si on en parlait ?, Eyrolles, 2006.

À mes frères

Je remercie ma fille Gabrielle et mon fils Flavio pour les discussions passionnantes que nous avons eues sur le thème de l'inconscient, et pour les films ou les livres qu'ils m'ont conseillé de découvrir.

Je les remercie également pour leur patience et leur compréhension, surtout lors des longues heures de lecture et d'écriture durant lesquelles je n'étais pas disponible…

Nous savons au moyen de l'intelligence que ce que l'intelligence
n'appréhende pas est plus réel que ce qu'elle appréhende.

S. Weil, *La pesanteur et la grâce*

Je suis le Ténébreux, – le Veuf, – l'Inconsolé,
Le Prince d'Aquitaine à la Tour abolie :
Ma seule Étoile est morte, – et mon luth constellé
Porte le Soleil noir de la Mélancolie.

Dans la nuit du Tombeau, Toi qui m'as consolé,
Rends-moi le Pausilippe et la mer d'Italie,
La fleur qui plaisait tant à mon cœur désolé,
Et la treille où le Pampre à la Rose s'allie.

Suis-je Amour ou Phébus ?... Lusignan ou Biron ?
Mon front est rouge encor du baiser de la Reine ;
J'ai rêvé dans la Grotte où nage la sirène…

Et j'ai deux fois vainqueur traversé l'Achéron :
Modulant tour à tour sur la lyre d'Orphée
Les soupirs de la Sainte et les cris de la Fée.

G. de Nerval, *El Desdichado*

Sommaire

Introduction 9

Partie I – Du comptoir au divan 13
Le surgissement de l'étrange au quotidien 15
    Des petites méprises aux grands accidents 16
    Sous l'emprise d'une drogue 18
    Les surprises de l'improvisation 20
La philosophie étonnée par ses limites 23
    Chemins de traverse vers l'inconscient 24
    Face à sa subjectivité 27
L'artiste et son autre 31
    L'artiste, révélateur de l'inconscient 32
    La quête poétique du déshérité 35
    L'artiste, un « montreur de rêves » 37
Les songes du dormeur éveillé 41

Partie II – Allons un peu plus loin… 45
Sigmund Freud, explorateur
d'un nouveau continent 47
    La psychanalyse inventée 48
    Des rêves à interpréter 51
    Lapsus, actes manqués : l'étrange humour
    du quotidien 55
Jacques Lacan : du langage au Réel 59
    Des frayages vers l'inconscient 60
    Une éthique du sujet 62
    La passe psychanalytique 63

Françoise Dolto et l'image inconsciente du corps 67

    Du désir à l'éthique 69

    L'écoute des vécus corporels 71

L'autre scène 75

    Un inconscient musical 75

    L'inconscient est poésie 79

Partie III – En pratique ! 83

Débusquer ces fantasmes
qui peuplent notre inconscient 87

    L'homme que je ne suis pas 88

    La femme cachée en moi 91

    Se désencombrer des fantasmes des autres 94

Dévoiler ces obscures poussées vers la jouissance 97

Cheminer vers une éthique de l'être humain 101

Comprendre que *je* est désir 107

Conclusion 111

Bibliographie 115

Introduction

Je est un autre.

A. Rimbaud

Écrire sur l'inconscient est un pari hardi, plus encore qu'en parler. Du fait de son caractère figé et statique, l'écrit s'inscrit illusoirement dans une forme de permanence, quand la parole est manifestement impermanente par nature, donc plus souple, plus mobile, plus légère aussi.

Toutefois, l'enjeu est ailleurs, bien au-delà. Le « non-encore-conscient » est comme l'eau qui coule : insaisissable, donc forcément indéfinissable. Nous ne pouvons que nous approcher de ce dont nous n'avons pas conscience, par instants, de manière fulgurante, très imparfaitement.

Au reste, cette imperfection, lorsqu'elle est consentie, est le moteur autant que le signe d'une *disponibilité intérieure*. Seule cette dernière permet de s'ouvrir aux mystères de ce vaste continent qu'est l'inconscient, beaucoup plus étendu que tout ce que nous pouvons imaginer...

Les idéologies matérialistes et certains courants scientifiques refusent la notion d'inconscient. La philosophie classique a elle-même longtemps méconnu son existence.

Pourtant, il arrive à chacun de constater qu'une partie de sa vie psychique échappe à sa conscience. Comment expliquer par exemple qu'une personne puisse sembler consciente de son comportement sans connaître les véritables motivations qui l'incitent à agir de la sorte ? Comment tenter de penser les manifestations étranges qui font vaciller notre vigilance ?

L'opposition entre phénomènes conscients et phénomènes inconscients commence à être décrite au XVIIIᵉ siècle par le philosophe allemand Gottfried Wilhelm Leibniz. Elle continue à être précisée au cours du siècle suivant, notamment par Karl Robert Eduard von Hartmann, auteur en 1869 d'une *Philosophie des Unbewussten*, traduite sous le titre *Philosophie de l'inconscient*, qui fait entrer ce nouveau mot dans la langue française.

Au XIXᵉ siècle, les philosophes allemands Arthur Schopenhauer et Friedrich Nietzsche mettent en évidence le décalage entre l'idée consciente que nous nous faisons de nous-mêmes et de notre liberté, et les tensions inconscientes qui naissent en nous du fait des croyances que nous supposons nécessaires à notre existence.

La fin du XIXᵉ siècle voit se développer les découvertes en faveur de l'inconscient. En France par exemple, Jean-Martin Charcot, professeur d'anatomie pathologique, utilise l'hypnose pour étudier des personnes souffrant de troubles mentaux et tenter de les soigner. Au début du XXᵉ siècle, le psychiatre Pierre Janet explore plus précisément la nature des phénomènes psychiques qui échappent à la conscience de l'individu. Enfin, en Autriche, le neurologue Sigmund

Freud propose une théorie de l'inconscient et donne à cette réalité psychique une place prépondérante, au centre de notre vie intérieure. Il rencontre alors une très vive résistance de la part des scientifiques de l'époque. La notion d'inconscient leur paraît scandaleuse parce qu'elle semble remettre en cause la liberté de l'être humain, le fait qu'il soit responsable de ses actes et la maîtrise qu'il est supposé avoir de lui-même.

Au cours du XXe siècle, certains philosophes et divers courants de la psychanalyse apportent des éclairages différents sur le rôle et la nature des phénomènes inconscients. Le philosophe Michel Foucault va jusqu'à affirmer que chaque individu s'exprime en fait de façon impersonnelle, notamment à partir des valeurs culturelles du groupe social auquel il appartient. Plus important encore : s'il contient la mémoire du passé, l'inconscient est aussi à la source des élans créateurs. Il est donc également constitué de ressources insoupçonnées, puissance libératrice pour l'être, aux détours d'un processus de connaissance de soi.

Partons donc à la découverte de cet inconscient, que le psychanalyste suisse Carl Gustav Jung désignait comme la « réalité même de l'âme »…

Partie I

Du comptoir au divan

*Il existe aussi des fruits cachés qui sont les véritables,
les plus raffinés, et acquièrent tôt ou
tard un développement magnifique.*

J. W. Goethe, *Les affinités électives*

Si nous sommes attentifs, nous constatons que nous ne passons pas une seule journée sans être surpris par un événement, une pensée, une impression, une émotion, qui arrivent à l'improviste et possèdent la force étrange de nous décontenancer, de nous inciter à nous interroger. De quoi s'agit-il ? Si nous ne cédons pas à la facilité en donnant trop vite une explication rationnelle à ces phénomènes, nous nous apercevons qu'une grande partie de notre existence échappe à notre volonté de maîtrise.

De quelle façon pouvons-nous appréhender ces réalités insolites ? Comment se nomment-elles ? Des expressions populaires à la philosophie, en passant par l'art ou les rêves, de très nombreuses façons d'exprimer les manifestations de l'inconscient existent depuis longtemps.

Le surgissement de l'étrange
au quotidien

L'essentiel est invisible pour les yeux.

A. de Saint-Exupéry, *Le petit prince*

Le mot *inconscient* est constitué du préfixe privatif *in* et du terme *conscient*, qui signifie « ce dont il est possible de se rendre compte clairement[1] ». Il désigne donc ce qui échappe à la conscience.

D'une certaine façon, l'inconscient peut être défini comme l'ensemble des perturbations de l'activité consciente qui se soustraient à la prévision, au contrôle et à la volonté. Parmi elles se trouvent par exemple les rêves, les oublis, les impressions étranges, les actes involontaires, les erreurs de mots et les plaisanteries.

Il est facile de constater que certaines circonstances de la vie quotidienne ouvrent soudain des brèches vers l'inconscient.

---

1. Selon le dictionnaire *Petit Robert*.

Des petites méprises aux grands accidents

Nous sommes un signe en attente d'interprétation.

F. Hölderlin, *Mnémosyne*

Il nous arrive parfois d'employer un terme pour un autre. Nous sommes alors étonnés, ou gênés, par l'apparition du mot imprévu et la façon qu'il a de proposer, à notre insu, un sens différent à notre parole. « L'erreur du langage en dit long sur notre pensée cachée[1] », affirme Louis Aragon.

Nous pouvons par exemple confondre le nom d'une ville avec celui d'une autre ; employer le prénom d'une personne à la place de celui d'une autre ; remplacer le titre d'un livre ou d'un film par celui d'un autre, etc. Il peut nous arriver également, en plein discours, de ne plus trouver le mot ou le nom que nous aurions souhaité prononcer. Au moment où ils ont lieu, ces oublis ou ces confusions échappent à notre conscience, à notre vigilance. Soit nous ne nous en rendons pas compte, et ce sont les autres qui nous les font remarquer, soit nous nous en apercevons et nous sommes alors embarrassés, perplexes face à l'énigme que représentent ces bévues advenues à l'improviste.

> Émilie est étudiante. Elle est heureuse de continuer sa formation professionnelle dans une autre région que celle où elle habitait avec ses parents, car elle apprécie son indépendance de jeune adulte. Émilie égare souvent son téléphone portable. En prenant le temps de chercher les motivations profondes de ces « pertes », elle se rend

---

1. ARAGON L., *Les aventures de Télémaque*, Gallimard, 1966, p. 79.

compte qu'elle trouve sa mère trop intrusive avec elle. Elle se protège, à sa façon, des envahissements maternels, en rendant son téléphone portable inaccessible...

Ludmilla évoque une période durant laquelle, malgré tous ses efforts, elle était incapable de se souvenir du nom d'une petite ville où elle allait souvent se promener avec son compagnon. La « disparition » du nom de ce lieu cher à ses yeux était survenue après sa rupture avec cet homme, rupture qui l'avait fait beaucoup souffrir.

Des circonstances plus exceptionnelles peuvent provoquer une modification de l'état de conscience, ouvrant sur des expériences jusqu'alors inconnues. Ainsi, une personne ayant échappé à une grande vague qui s'apprêtait à l'engloutir un jour de tempête raconte les forces inouïes et les astuces d'agilité qu'elle a déployées, sans y réfléchir sciemment, pour parvenir à se sauver de la noyade. Elle a su prendre les bonnes décisions en l'espace d'un instant et s'est découvert des ressources qu'elle ne se connaissait pas. De la même façon, de nombreux rescapés d'accidents graves, par exemple en voiture, expliquent la manière dont ils ont assisté à la moindre seconde de l'accident, croyant vivre leurs derniers instants, et la vélocité avec laquelle, à un moment-clé, ils ont su effectuer les gestes salvateurs.

Pour autant, après les heures intenses consacrées à l'urgence de la survie, puis à l'euphorie d'avoir échappé au pire, surviennent souvent des journées d'angoisse ou de déprime. Vivre l'expérience d'instants durant lesquels la conscience est brusquement modifiée ouvre aussi des passages vers l'inconscient, pour quelques heures ou quelques jours selon l'ampleur de la brèche. Approchent alors de la conscience

des éléments qui lui semblent étrangers, parce que déran-
geants, et qu'elle ne sait comment accueillir.

> Un jeune homme explique que son meilleur ami, plus âgé
> que lui et qu'il prend volontiers comme modèle, est
> devenu papa. Il raconte comment la naissance de sa fille
> l'a fortement ému : il craint que son ami ne se détourne
> de lui, tant il est focalisé sur son bébé. Le jeune homme
> découvre alors qu'il avait longtemps voulu, enfant, que sa
> petite sœur meure ou disparaisse, tellement il était jaloux
> de l'attention et des cajoleries dont elle bénéficiait de la
> part de ses parents, et dont il se sentait privé. Cette révé-
> lation lui paraît d'abord complètement invraisemblable et
> le met très mal à l'aise.

Une telle disparité entre ce qu'une personne connaît d'elle
et ce qu'elle ignore encore induit un malaise qui prend
parfois des semaines ou des mois pour se résorber peu à peu.
L'être humain a besoin de temps pour apprivoiser ce qui ne
lui est pas encore familier…

Sous l'emprise d'une drogue

> *Tout ce qui n'est pas moi est incompréhensible. {…}*
> *Tout ce qui est moi est incompréhensible.*
>
> L. Aragon, *Les aventures de Télémaque*

De nombreuses personnes croient avoir besoin de boire de
l'alcool pour être de meilleure humeur ou pour exprimer
des idées et des émotions qu'elles n'oseraient affirmer autrement. Elles font alors l'expérience d'une baisse de vigilance
et de contrôle de soi qui semble leur permettre d'être plus
spontanées et d'avoir accès à des zones d'elles-mêmes

soigneusement camouflées le reste du temps. La prise d'autres substances stupéfiantes modifie également l'état de conscience habituel. Le cannabis, qui produit parfois un effet relaxant ou anesthésiant, peut par exemple dans certaines circonstances provoquer des états étranges d'angoisse, d'hallucination, de vertige, l'impression tenace d'être persécuté ou au contraire d'avoir raison contre tous, ou faire revenir à la mémoire des souvenirs anciens profondément enfouis.

> L'année de son baccalauréat, Matthias part en week-end au bord de la mer avec des amis après les examens. Le soir de leur arrivée, l'un d'eux propose de fumer du haschisch. Matthias refuse d'abord, plutôt timidement, mais finit par céder aux sollicitations, puis aux pressions du groupe. Après quelques bouffées, Matthias se sent très mal. Il est écœuré, pris de vertige et rapidement saisi par une très forte angoisse. Il ne se sent plus dans la réalité et flotte dans un état d'absence dont il a peur de ne plus pouvoir sortir. Pendant tout le week-end, cette angoisse de perdre la raison le tenaille avec une âpre ténacité...
>
> La drogue a ouvert en lui les vannes d'un barrage qui retenait ses terreurs d'enfant ne comprenant rien à l'existence, à sa famille, et tremblant d'en devenir fou.

Des expériences similaires peuvent se produire suite à une opération chirurgicale, à cause des anesthésiants. Après l'opération, certains patients ont l'esprit embrumé par des impressions bizarres. De la même façon que d'autres drogues, les produits anesthésiants peuvent ouvrir des passages vers l'inconscient.

Jérémie a été opéré récemment. Le réveil après l'anes-
thésie a été particulièrement pénible. Depuis, il est gêné
par la lumière qu'il trouve trop forte, et il se sent surtout
très maussade. Le jeune homme ne comprend pas pourquoi, depuis cette opération chirurgicale, pourtant béni-
gne, il pense si souvent à la mort et à la vanité de
l'existence, lui qui était d'un tempérament particulièrement vif et tonique, et d'humeur très souvent joyeuse.

Certains aspects en souffrance de sa vie inconsciente se
révèlent maintenant à lui, alors qu'il ignorait leur existence jusqu'à son hospitalisation.

Les surprises de l'improvisation

> *L'histoire est vraie puisque*
> *je l'ai inventée d'un bout à l'autre.*
>
> B. Vian, *L'écume des jours*

L'accès à ce dont nous n'étions pas encore conscients
s'effectue par des biais très divers, chaque fois surprenants,
même lorsque nous choisissons délibérément de pratiquer
une activité qui nous confronte à la dynamique de notre
inconscient. C'est le cas, par exemple, de toutes les activités
artistiques qui font la part belle à l'improvisation : théâtre,
musique, danse, peinture, sculpture, modelage, etc. Ces
expériences, dans lesquelles ni l'erreur, ni l'accident, ni
l'utilisation de drogues n'interviennent, sont en effet particulièrement propices au surgissement des surprises de
l'inconscient. La personne qui improvise se laisse inspirer
par ce qui survient en elle au moment même où elle crée,
acceptant ce « non-encore-connu » qui émerge d'elle.

Pascal est discret et réservé. Il exprime difficilement ce qu'il ressent, non par manque de sensibilité, mais par peur du jugement des autres. Le jeune homme fait partie d'un groupe de théâtre qu'il apprécie. Au fil des semaines, il découvre peu à peu qu'il est capable de dépasser sa timidité pour se lancer de plus en plus facilement dans le jeu des improvisations. Il s'agit, à partir des consignes du professeur et dans un temps très bref, de se situer dans un contexte bien précis, de créer une atmosphère particulière et de donner naissance à un personnage différent à chaque fois.

Pascal est très surpris par toutes les idées qui lui viennent à l'esprit, certaines complètement nouvelles pour lui. Il est heureux aussi de constater qu'il s'autorise à être de plus en plus audacieux. Pascal découvre ainsi peu à peu tout un pan de sa personne qu'il ignorait complètement.

L'accès à des ressources inconnues en soi concerne non seulement la création et l'improvisation dans l'art, mais aussi toutes les situations dans lesquelles, poussé hors de ses habitudes et des routines du quotidien, l'être humain est face à la nécessité d'inventer de nouvelles réponses.

Les certitudes ne sont-elles pas, alors, des barrages contre l'inconscient ? Si, bien sûr, notamment ces certitudes construites par notre rationalité, auxquelles nous tenons souvent dur comme fer, parce qu'elles nous paraissent tellement logiques. Elles risquent pourtant de nous fermer aux manifestations vivantes de notre inconscient.

La philosophie étonnée
par ses limites

La philosophie commence avec l'étonnement.

Aristote

La conscience que l'homme a du monde et de lui-même ne peut pas être complètement transparente. Le plus souvent, le sens profond de ses véritables motivations lui est inconnu. Ce constat l'amène à reconnaître l'existence d'un « non-conscient », qui l'influence à son insu et le détermine malgré lui. Pour une part, l'inconscient est étroitement lié à la mémoire profonde, qui recèle des souvenirs dont l'individu n'a pas directement conscience, mais qui restent disponibles au fond de lui. Pour une autre part, l'inconscient est le produit de ce qui a été rejeté de la conscience, suite à un conflit intérieur entre les aspirations de l'être et certaines forces en lui qui s'y opposent.

Inaccessible par la volonté et la raison, l'inconscient ne peut s'exprimer directement. Il emprunte donc des voies – des voix ? – détournées pour se manifester. Ainsi, l'inconscient n'est pas qu'un *lieu* mystérieux et lointain. Il est aussi, et surtout, une *force* psychique active : il est dynamique.

Chemins de traverse vers l'inconscient

> *Par le mot penser, j'entends tout ce qui se fait en nous*
> *de telle sorte que nous l'apercevons immédiatement*
> *par nous-mêmes ; c'est pourquoi non seulement entendre,*
> *vouloir, imaginer, mais aussi sentir, est la même chose que penser.*

> R. Descartes, *Principes* (I, 9)

Dans sa théorie de la réminiscence, Platon affirme l'existence de souvenirs inconscients. Il s'agirait des souvenirs de la vérité, contemplée dans une autre vie. Bien plus tard, au XVIIe siècle, Leibniz a formulé la thèse des « petites perceptions » inconscientes. Dans ce que nous vivons instant après instant, notre attention est souvent focalisée sur une part très infime de la réalité. Ainsi, une très grande partie de ce que nous percevons de façon très imprécise et très floue reste inconsciente.

> « Il y a mille marques qui font juger qu'il y a, à tout moment, une infinité de perceptions en nous… c'est-à-dire des changements en l'âme même dont nous ne nous apercevons pas. [...] On peut même dire en conséquence de ces petites perceptions que le présent est plein de l'avenir et chargé du passé[1]. »

La notion d'inconscient existe désormais, même si elle n'est encore ni conceptualisée ni bien définie.

---

1. LEIBNIZ G. W., *Nouveaux essais sur l'entendement humain* (1704), Flammarion, 1993.

Au début du XXᵉ siècle, Émile Durkheim constate que la conscience est fortement limitée : certains phénomènes individuels ou sociaux (actes, idées...) sont engendrés par des croyances ignorées des protagonistes eux-mêmes. Il peut s'agir de croyances véhiculées par la famille ou la religion, ou de superstitions populaires, par exemple. Durkheim affirme qu'il existe des « états psychiques sans conscience » : nos attitudes, nos comportements et nos opinions sont « tronqués, dénaturés par des jugements inconscients ; nous ne voyons que ce que nos préjugés nous permettent de voir et nous ignorons nos préjugés[1] ». Pourtant, ces éléments multiples qui font défaut à notre conscience sont « réels et agissants ».

À la même époque, Henri Bergson insiste sur ce qui est insaisissable, inattendu et imprédictible dans chacune de nos vies : une part de chaque existence singulière échappe à toute rationalité. Pour Bergson, la réalité n'est pas quantitative, techniquement mesurable, mais *qualitative*, donc sensible et subtile. Il devient alors primordial de laisser toute sa place à l'intuition, qui permet de développer une approche qualitative du réel. Par exemple, le temps peut s'appréhender de manière quantitative (1 heure = 60 minutes) ou qualitative (une heure ne passe pas à la même vitesse lorsque l'on est surchargé de travail à son bureau ou en vacances allongé sur l'herbe). La personnalité de l'être

---

1. Durkheim É., *Sociologie et philosophie*, PUF, 1924, p. 26-31.

humain est sans cesse en mouvement, en train de grandir, de croître et de mûrir. Chaque moment vécu correspond à du nouveau, qui s'ajoute à la personnalité telle qu'elle était auparavant. Le plus important est que ce nouveau est avant tout de l'*imprévisible*, autre caractéristique de l'inconscient[1].

Paul Ricœur affirme l'importance d'une pensée sans maîtrise, ouverte sur l'involontaire et l'inconscient : une pensée qui ne refuse pas de passer par des détours et qui accepte les paradoxes, une pensée non manichéenne qui accueille la complexité et le subtil. Selon lui, « la conscience a un envers, un dessous[2] ». L'inconscient est ce qui agit en soi sans prise consciente. Ainsi, le sens n'est pas seulement présent dans la parole elle-même, mais aussi dans ce qui se trame en deçà des mots prononcés. Il existe un mélange et une réciprocité du volontaire et de l'involontaire dans chaque être, dans chaque pensée et dans chaque action. La position la plus juste pour l'être humain, chercheur de vérité et de liberté, est de consentir à l'incertitude, à l'involontaire, à ce qui le dépasse, c'est-à-dire en définitive à l'inconscient[3].

---

1. BERGSON H., *L'évolution créatrice* (1907), PUF, 2007.
2. RICŒUR P., *Le volontaire et l'involontaire,* Aubier, 1963.
3. *Ibid.*

Face à sa subjectivité

Chaque parole a des retentissements. Chaque silence aussi.

J.-P. Sartre, « Présentation des *Temps modernes* »

La découverte de l'existence d'un continent inconnu et mystérieux dont les rives ne sont pas celles de la conscience pose la question de la subjectivité, sans que nous ne puissions plus la fuir. Qui suis-je ? Comment exprimer, et vivre, l'être que je suis et que je ne connais pas encore vraiment ?

Jean-Paul Sartre tente de répondre à cette question fondamentale dans sa conférence de 1945, *L'existentialisme est un humanisme*[1]. Chaque être humain est un sujet ; sa subjectivité désigne le caractère individuel de son existence, qui constitue pour lui un projet personnel à accomplir, même s'il n'en maîtrise pas toutes les données. Ainsi naît l'angoisse qui envahit l'individu lorsqu'il prend conscience de l'ampleur de sa responsabilité face à cette existence, la sienne, qu'il est le seul à pouvoir inventer et mener selon son désir. Cette angoisse est aussi le signe de sa liberté de sujet, autant que de la liberté de l'autre face à lui, également dans le mouvement de son existence.

La force de l'existentialisme est de situer l'être humain hors des conceptions idéologiques, des croyances religieuses et des interprétations psychologiques. Le sujet humain libre, donc responsable de son existence en devenir, est potentiellement ouvert aux réalités de l'inconscient, sur lesquelles il

---

1. SARTRE J.-P., *L'existentialisme est un humanisme*, Gallimard, Folio, 2003.

n'a aucune maîtrise. À l'inverse, toute psychologie essaie d'enfermer la subjectivité dans des prétendues « normes », pour la réduire, donc l'annuler, en voulant la « chosifier », la rendre objective. En étouffant la subjectivité, elle ne laisse pas de place à l'inconscient.

Hannah Arendt, philosophe juive allemande émigrée aux États-Unis résume cette position. L'être humain se trouve au cœur du monde sans pouvoir se raccrocher ni à sa raison ni aux idéaux rationnels de son temps, ces représentations abstraites proposées par les philosophes, les sociologues ou les personnages politiques[1]. L'être humain est singulier, libre parce qu'imprévisible, seul face à ce qui fuit sa volonté de maîtrise et son besoin de savoir : l'espace infini et vertigineux de son inconscient.

> « Les situations limites, c'est-à-dire les situations qui poussent l'être humain à philosopher, sont appelées mort, faute, destin, hasard, car dans toutes ces expériences, la réalité effective s'avère inexorable, rebelle à l'analyse de la pensée[2]. »

Ainsi, les héros d'Albert Camus se rebellent. Leur subjectivité s'exprime surtout à travers leur révolte ; leur existence singulière se fonde sur leur capacité à s'insurger. Ils refusent de se soumettre aux faux-semblants et à l'« esprit de sérieux » de la société. Celle-ci, par le biais de l'éducation,

---

1. ARENDT H., *Qu'est-ce que la philosophie de l'existence ?* (1948), Payot, 2002.
2. *Ibid.*

© Groupe Eyrolles

de la morale, de la religion, mais aussi des idéologies économiques et politiques, tend à nier l'inconscient en nous faisant croire, de façon complètement illusoire et mensongère, que nous pourrions assurer le contrôle de notre pensée, de notre existence et du monde[1].

Michel Foucault exprime différemment le même constat : l'individu est social, pris dans le système de la société, donc prisonnier d'idées anonymes et contraignantes, qui sont celles de son époque et du langage de celle-ci. En acceptant l'existence de l'inconscient, le philosophe tâche de « remettre au jour cette pensée d'avant la pensée, ce système d'avant tout système » pour laisser émerger une « pensée libre », ne serait-ce qu'un instant[2]...

N'est-ce pas, aussi, la vocation de l'art ?

---

1. ARENDT H., *L'existentialisme français* (1953), Payot, 2002.
2. FOUCAULT M., « Entretien », *La quinzaine littéraire*, 15 mai 1966.

L'artiste et son autre

*La vie véritable réside dans cette nappe profonde qui affleure
à la conscience dans le rêve et dans l'inspiration.*

A. Breton

Nous constatons à quel point il est difficile de définir
l'inconscient. Des siècles de philosophie n'y parviennent pas
complètement... La raison et la pensée rationnelle seraient-
elles, au fond, impuissantes à en rendre compte ? D'une
certaine façon, non, puisque la pensée nous permet de
concevoir l'inconscient. D'une autre, oui, puisque pour
appréhender le réel, nous avons aussi besoin de passer par
nos sens, notre sensibilité. Les artistes, avec leurs perceptions singulières et leurs intuitions personnelles, nous
aident à approcher plus profondément les mystères de
l'inconscient.

L'artiste, révélateur de l'inconscient

> *À quoi vise l'art, sinon à nous montrer, dans la nature et dans*
> *l'esprit, hors de nous et en nous, des choses qui ne frappaient pas*
> *explicitement nos sens et notre conscience ?*
>
> H. Bergson, *La pensée et le mouvant*

L'artiste dévoile ce qui était occulté, fait réapparaître ce qui avait été oublié, propose une vision de l'invisible. En découvrant une œuvre d'art, « des nuances d'émotion et de pensée nous apparaissent qui pouvaient être présentes en nous depuis longtemps, mais qui demeuraient invisibles[1] ». L'artiste est capable de rendre tangible le mouvement du réel, pour montrer que celui-ci n'est pas figé.

Prenons l'exemple de l'expressionnisme, ce mouvement artistique du début du XXᵉ siècle, fondé sur l'expression de la subjectivité, qui tend à dévoiler les profondeurs de l'âme. L'artiste est alors à la recherche d'une plus grande intensité expressive, notamment à partir de ses intuitions et de ses émotions profondes. Ce mouvement, très inspiré par la psychanalyse naissante, se constitue en réaction à l'impressionnisme, qui décrit lui la réalité physique.

Le peintre norvégien Edvard Munch est un pionnier de l'expressionnisme. Son tableau intitulé *Le Cri* (*Skrik*, 1893) représente un individu solitaire tenaillé par une forte angoisse. L'artiste explique l'expérience et les ressentis qui ont donné naissance à cette œuvre. Il se promenait sur un sentier avec deux amis au coucher du soleil.

---

1. BERGSON H., *La pensée et le mouvant* (1934), PUF, 2009, p. 149.

Soudain, il vit le ciel devenir rouge sang. « Il y avait du sang et des langues de feu au-dessus du fjord bleu-noir et de la ville. Mes amis continuèrent, et je restai, tremblant d'anxiété. J'ai senti passer un cri dans la nature. Il m'a semblé que je pouvais entendre le cri... J'ai peint les nuages comme du véritable sang. Les couleurs hurlaient[1]. »

Pour mieux comprendre comment une œuvre d'art peut nous toucher et déclencher une dynamique intérieure propice à la découverte de ce qui est encore non conscient en nous, partons d'une situation très simple : un petit enfant écoutant un conte de fées. À chaque étape de l'histoire, l'enfant imagine les situations et les scènes qui lui sont décrites : il façonne pour lui-même des images intérieures, qui correspondent à ses ressentis face à la narration (les sensations, les émotions et les sentiments qu'il éprouve au fil de l'histoire). Si le conte est suffisamment « ouvert[2] » (comme le sont généralement ceux des frères Grimm), l'enfant pourra découvrir en toute liberté le sens que l'histoire fait naître en lui. Cette compréhension personnelle de la vie, à partir du conte, sera sa propre création. En revanche, si le conte est plus « fermé » (comme le sont souvent ceux de Perrault), l'imagination de l'enfant sera bridée, et il n'en recevra qu'une leçon de morale, beaucoup

---

1. Cité par Véronique Antoine-Andersen dans *L'art pour comprendre le monde* (Actes Sud, 2003).
2. Un style narratif péremptoire empêche l'enfant de broder à sa guise sur l'histoire qui lui est racontée. À l'inverse, la poésie d'un conte, ses fantaisies, ses flous, ses « respirations » intérieures permettent à l'enfant de s'y mouvoir grâce à son imagination.

moins favorable à l'élaboration d'une pensée libre et personnelle[1].

> « Le bon conte de fées a des significations sur plusieurs niveaux ; seul l'enfant peut connaître la signification qui lui apporte quelque chose sur le moment. [...] en découvrant le sens caché des contes, l'enfant crée quelque chose au lieu de subir une influence[2]. »

Il en est de même pour les œuvres d'art : certaines sont plus ouvertes, plus suggestives, plus évocatrices, sans connotation morale. Ces œuvres-là incitent plus facilement à la contemplation et à la méditation, c'est-à-dire à la découverte d'un sens profond en soi. À l'opposé, d'autres œuvres sont plus fermées, conformes à des normes sociales ou des règles académiques, imposant une conception prédéterminée, des idées préconçues. Celles-là ne permettent pas un véritable voyage à l'intérieur de soi-même.

Ainsi, une œuvre exprimant l'inconscient de l'artiste favorisera, en retour, un cheminement vers l'inconscient personnel de celui qui la découvre.

© Groupe Eyrolles

---

1. BETTELHEIM B., *Psychanalyse des contes de fées*, Laffont, 2003.
2. *Ibid.*

La quête poétique du déshérité

> *Écrire, c'est aussi ne pas parler. C'est se taire.*
> *C'est hurler sans bruit.*

Marguerite Duras, La douleur

Par pudeur, mais surtout par convenance et par peur de déplaire, nous osons très rarement confier ce qui est difficile à vivre pour nous. Nous gardons nos angoisses et nos douleurs par-devers nous, au point de laisser grossir les flots boueux de nos fleuves souterrains. Ces derniers risquent alors de déborder bien plus tard, à l'improviste, et de nous submerger de leurs crues.

Au contraire, par audace autant que par franchise et par nécessité, l'artiste exprime son désespoir et sa détresse. Il ne le fait pas uniquement pour nommer ce qui le fait souffrir, mais pour mener cette quête d'identité qui est le propre de tout être humain[1].

> « L'art authentique ne censure ni l'horreur, ni la douleur, ni le mal. Au contraire, il rend visible, dans toute sa lumière, la vérité du monde[2]. »

L'exemple des poètes est très caractéristique de cette quête, à toutes les époques, et notamment durant la période romantique. Ainsi, comme Shakespeare avec *Hamlet*,

---

1. Beaucoup de poètes s'y essaieront, comme Jean Genet avec *Le funambule* (Gallimard, 1955).
2. COLLET J., « Éric Rohmer, la face cachée de l'œuvre », *Études*, septembre 2010.

Gérard de Nerval se propose d'interroger la figure du déshé-
rité, *El Desdichado*, pour décrire sa recherche existentielle.

Qui suis-je ? Un poète, avant tout, affirme Nerval, chantre
du genre humain.

> « Modulant tour à tour sur la lyre d'Orphée[1] »

Malgré les déboires, les injustices, les peines et les tris-
tesses…

> « Je suis le Ténébreux, – le Veuf, – l'Inconsolé,
> Le Prince d'Aquitaine à la tour abolie[2]. »

le poète, créateur de mondes subtils, visibles et invisibles,
accomplit les parcours initiatiques qui lui permettent de
traverser l'inconscient, comme Orphée traverse les enfers.

> « J'ai rêvé dans la Grotte où nage la sirène…
> Et j'ai deux fois vainqueur traversé l'Achéron[3]. »

La métaphore du passage du monde des vivants vers le
séjour des morts évoque celui d'une dimension physique et
matérielle vers une dimension psychique, subtile et symbolique (spirituelle). Nerval, bien avant Freud, indique
d'ailleurs que c'est par le rêve que peut s'effectuer ce voyage

---

1. NERVAL G. de, « El Desdichado », *Les Chimères* (1853), Mille et une
   nuits, 1999.
2. *Ibid.*
3. *Ibid.*

vers l'inconscient (la grotte de nos profondeurs et de nos
obscurités).

> « Le moment du rêve est celui des résurgences de la tra-
> versée du Léthé ; les cloisons qui séparent le passé du
> présent cessent d'être étanches. Le rêve et la réminis-
> cence communiquent au sens platonicien du mot réminis-
> cence, qui désigne la résurrection ou l'évocation d'un moi
> perdu[1]. »

Longtemps relégué au rang des fous négligeables par des
critiques[2] méprisants et imbus d'eux-mêmes – ou insensi-
bles –, Nerval représente en fait, comme tant d'autres
poètes, l'être humain à la recherche de lui-même. Ce dernier
ne peut devenir lui-même qu'en acceptant de vivre les affres
des ombres qui l'habitent, pour les apprivoiser et les transformer, tel l'alchimiste transforme la boue en or...

L'artiste, un « montreur de rêves »

L'artiste est en quête d'une réalité supérieure,
résultant de la fusion de la réalité avec le rêve.

A. Breton

Le poème de Nerval propose encore une métaphore plus
subtile. Il s'agit d'accepter de quitter les avantages, les

---

1. MOREAU P., *Sylvie et ses sœurs nervaliennes*, Société d'édition d'ensei-
   gnement supérieur, 1966, p. 52. Dans la mythologie grecque, le
   Léthé est le fleuve de l'oubli. Il sépare le séjour des morts du monde
   des vivants.
2. Le premier d'entre eux fut Alexandre Dumas.

possessions, les privilèges et les titres du confort et de la *domination*, pour accéder aux dimensions mystérieuses et impalpables de l'*intériorité* : « les soupirs de la sainte et les cris de la fée[1] ». Cette aventure intime concerne tout humain. Certaines artistes l'ont vécue avec une grande évidence, comme George Sand ou Marguerite Yourcenar, entre autres. La peintre autodidacte Séraphine Louis, dite Séraphine de Senlis, fut elle aussi une guide vers l'inconscient.

> Séraphine confectionnait elle-même ses couleurs. Elle exprimait spontanément ses visions intérieures par des compositions florales très lumineuses et très colorées. Elle peignait dans un mouvement d'extase psychique, habitée par cette nécessité intérieure dont parlait le peintre russe Vassily Kandinsky à propos de tout artiste mû par un authentique désir de création[2].

> Le collectionneur allemand Wilhelm Uhde découvrit le génie de cette femme qui faisait le ménage chez lui. Émerveillé par l'intensité émotionnelle qui se dégageait des tableaux de Séraphine, il perçut dans ses œuvres la puissance avec laquelle elle était capable d'exprimer le monde de l'inconscient, libérée de toute école et de tout académisme[3].

---

1. NERVAL G. de, « El Desdichado », *op. cit.*
2. Le poète allemand Rainer Maria Rilke parle aussi de cette nécessité intérieure dans ses *Lettres à un jeune poète* (1903-1908), Gallimard, 2006.
3. Voir le film *Séraphine* réalisé par Martin Provost (2008).

Aussi n'est-ce pas par hasard que l'écrivain et poète Blaise
Cendrars surnomma le peintre russe Marc Chagall
« montreur de rêves ». Chagall fait partie des artistes qui
sont des *passeurs d'inconscient*[1]. L'univers de Chagall est
enchanté et enchanteur. Son regard est émerveillé, car il
« n'a pas oublié les contes juifs de son enfance où le réel se
mêlait à la fantaisie. Comme un vrai rêve, sa peinture mêle
des fragments réels de sa vie [...] avec des éléments
irréels[2]. »

Cette dimension de la fantaisie, de l'irréel et du rêve fait
intrinsèquement partie de l'élan créateur, ce qui prouve ses
connexions étroites avec l'inconscient. « Dans mon atelier,
je suis en plein rêve. C'est quand je travaille que je rêve[3] »,
affirmait le peintre et sculpteur catalan Joan Miró i Ferrà. Il
tentait de dépeindre son univers intérieur « imaginaire ».

D'ailleurs, « l'imagination est ce qui tend à devenir
réel[4]... », disait André Breton. Il préconise dans son *Mani-*
feste du surréalisme de favoriser la rencontre entre le monde
visible et le monde imaginaire, de faire se rejoindre réalité
et rêve dans une « surréalité ». Comment ? Plus particulièrement grâce à l'*écriture automatique*, qui permet à l'inconscient de s'exprimer spontanément.

---

1. Clin d'œil de l'Histoire : en France, durant la Seconde Guerre
   mondiale, les passeurs aidaient les indésirables à franchir la ligne de
   démarcation pour aller en « zone libre »...
2. ANTOINE-ANDERSEN V., *op. cit.*, p. 90.
3. *Ibid.*, p. 85.
4. *Ibid.*, p. 90.

> « Il s'agit d'écrire, sans thème préconçu et sans contrôle logique, esthétique ou moral, de laisser s'extérioriser tout ce qui, en nous, tend à devenir langage, et s'en trouve habituellement empêché par notre surveillance consciente[1]. »

En fait, notre imagination est beaucoup plus foisonnante que nous voudrions le croire. En nous libérant des censures que nous nous infligeons ou que nous impose notre milieu social, nous pouvons accéder à une richesse créative insoupçonnée. Celle de nos rêves, notamment…

© Groupe Eyrolles

---

1. ALQUIÉ F., *Philosophie du surréalisme*, Flammarion, 1955, p. 42.

Les songes du dormeur éveillé

Le rêve est une seconde vie. Je n'ai pu percer sans frémir ces portes
d'ivoire qui nous séparent du monde invisible.

G. de Nerval, *Aurélia*

Depuis l'aube de l'humanité, l'être humain est tour à tour fasciné, inquiet et perplexe face à ses rêves. Les chamans, les mages ou magiciens, les oracles, les prêtres et les sorciers (femmes autant qu'hommes) étaient là pour leur donner un sens et indiquer une direction à suivre. Dans la Torah, Joseph, jeune homme émigré en Égypte, interprète les songes du Pharaon et permet ainsi à son royaume d'éviter la famine.

Certains rêves nous bercent dans de douces illusions, d'autres nous terrorisent tant que nous préférons les évincer pour ne plus y penser (nous ne nous les rappelons plus au réveil). Dans tous les cas, nous sentons bien que nos rêves plongent leurs racines au plus profond de notre être et nous révèlent des forces inconnues.

Prenons l'exemple des œuvres théâtrales du poète anglais William Shakespeare. Elles sont baroques : chaotiques, irrégulières et foisonnantes. Tout à la fois comiques et tragiques, joyeuses et élégiaques, populaires et recherchées, triviales et poétiques, mariant le réel et l'irréel, elles mêlent de nombreux registres très variés. Elles sont donc construites à la manière des songes, à partir d'une mystérieuse succession d'éléments disparates et énigmatiques. Au reste, certaines pièces laissent une grande place au rêve en tant que tel, jusqu'aux visions hallucinées de cauchemars somnambules. Le drame *Macbeth*, écrit en 1606, en est un exemple…

La pièce commence d'emblée par une ouverture vers l'espace des mystères inconscients, grâce à l'apparition de trois sorcières. L'annonce faite par les trois sœurs, rencontrées dans la lande, laisse croire au duc Macbeth qu'il deviendra roi d'Écosse. Sa femme, Lady Macbeth, saisit le prétexte de cette annonce pour mettre en œuvre tout ce qui lui permettra de devenir reine. Ainsi, elle n'hésite pas à pousser son mari au meurtre.

L'oracle des trois fées est un détonateur : il libère et révèle les vœux dévastateurs, jusqu'alors inconscients, du couple Macbeth. La rencontre de Macbeth avec les sorcières n'est pas celle d'un homme et de son destin, mais bien celle d'une ambition antérieure à l'annonce, ambition cachée, soudain excitée par la résonance hypnotique, en soi, de sa formulation dans la bouche d'autrui.

Lady Macbeth exhorte son mari au crime, en lui faisant croire qu'il en sera d'autant plus viril, alors que l'acte criminel le dépouille inexorablement de son humanité. Elle vainc les hésitations de son époux, en lutte avec sa conscience, grâce à son habileté à le manipuler. L'assassinat qu'ils préméditent fait entrer en collision la dimension mystérieuse de l'inconscient, d'où s'expriment les sorcières, et la dimension de l'ambition personnelle, jusqu'alors inconsciente, qui soudain s'emballe en se révélant.

L'irrépressible mise en acte de leur volonté de puissance fait basculer les Macbeth dans un désordre qu'ils ont institué et dont ils deviennent les pantins stupéfaits. Par un inéluctable retour de ce qui a été occulté, l'aiguillon du remords viendra hanter le mari et la femme dans leurs cauchemars hallucinés. Les spectres des morts qu'ils ont assassinés ne cessent désormais de les tourmenter sans répit.

Le présent est alors envahi par les fantômes du passé. Comme pour les époux infernaux du drame shakespearien, ce que nous nous cachons à nous-mêmes revient nous solliciter par des voies détournées, des voix invisibles qui nous surprennent, à la dérobée (sensations, images, rêves, cauchemars, hallucinations, pensées, etc.). Nous assistons à leurs visites répétées, jusqu'à ce que nous acceptions leur insistant message, qui – comme les prédictions des sorcières – demande à être décrypté[1].

Nous pouvons néanmoins devenir familiers de notre univers inconscient, de nos profondeurs, comme Alice parcourant son monde enchanté[2], comme Chihiro transportée dans une merveilleuse rêverie qui la mène loin du matérialisme avide et ennuyeux de ses parents[3], ou encore comme quatre frères

---

1. C'est la démarche du film de Fritz Lang, *Secret beyond the door* (*Le secret derrière la porte*), USA, 1948.
2. *Alice's Adventures in Wonderland* (*Les aventures d'Alice au pays des merveilles*), œuvre écrite par Charles Lutwidge Dodgson sous le pseudonyme de Lewis Carroll, publiée en 1865. Voir aussi le film de Tim Burton, *Alice au pays des merveilles*, USA, 2009.
3. *Le voyage de Chihiro*, film d'animation de Hayao Miyazaki, Japon, 2001.

et sœurs oubliant les vicissitudes de la guerre en allant explorer *Le monde de Narnia*[1]...

Au fond, la découverte du vaste continent inconscient est une odyssée, à la fois aventure et passage.

> « Lorsque tu te mettras en route pour Ithaque
>
> Souhaite que le chemin soit long
>
> Et riche de péripéties, riche d'enseignements.
>
> [...]
>
> Ni les Lestrygons ni les Cyclopes,
>
> Ni le farouche Poséidon ne surgiront à ta rencontre
>
> Si toi-même tu ne les portes en ton âme,
>
> Si ce n'est ton esprit qui les suscite devant toi[2]. »

Si l'inconscient est partout, peut-être sera-t-il présent aussi dans le cabinet du psychanalyste ? C'est à souhaiter... Allons donc nous aventurer du côté des divans !

---

1. *Le monde de Narnia*, film d'Andrew Adamson, USA, 2005, d'après l'œuvre de Clive Staples Lewis (1950).
2. CAVAFIS C., « Ithaque », *Poèmes*, Gallimard, 1958.

Partie II

Allons un peu plus loin…

Le problème de l'inconscient en psychologie est moins un problème psychologique que le problème de la psychologie elle-même. Pour bien comprendre la vie psychique, il est indispensable de cesser de surestimer la conscience. Il est nécessaire de voir dans l'inconscient le fond de toute vie psychique.

S. Freud, *L'interprétation des rêves*

La découverte de l'inconscient provoque une rupture dans le regard porté sur l'être humain, qui devient ainsi étranger à lui-même. Son intelligence et sa conscience ne lui garantissent pas le contrôle de sa vie intérieure. Ainsi bousculé dans ses certitudes, l'homme découvre qu'« il n'est pas maître dans sa propre maison[1] », comme l'écrivit Freud en 1917.

Cette notion d'inconscient a d'abord été mise en évidence par Freud, qui en a fait le concept central de la psychanalyse. Comment le définit-il ? Quelle importance l'inconscient a-t-il au sein de la vie psychique ? Quel est son rôle dans la pratique de la psychanalyse ?

Les continuateurs de Freud (Ferenczi, Klein, Winnicott, Lacan, Dolto, Abraham et Torok, jusqu'à aujourd'hui…) ont également contribué à enrichir les recherches sur l'inconscient.

---

1. FREUD S., « Une difficulté de la psychanalyse », *L'inquiétante étrangeté et autres essais*, Gallimard, 1985.

Sigmund Freud, explorateur
d'un nouveau continent

S'il fallait faire tenir en un mot la découverte freudienne,
ce serait incontestablement en celui d'inconscient.

J. Laplanche, J.-B. Pontalis, *Vocabulaire de la psychanalyse*

En écoutant ses patients, S. Freud découvre que de nombreux troubles n'ont pas de causes organiques. L'origine de ces souffrances serait donc psychique, même si le sujet ne parvient pas à prendre conscience de la source de son mal-être et à l'exprimer. Cette constatation amène l'inventeur de la psychanalyse à poser l'hypothèse d'un « inconscient psychique ».

Ainsi, pour Freud, l'inconscient *est* la réalité psychique. Il désigne un lieu, un espace intérieur où sont entreposés des souvenirs, des fantasmes, des fantaisies, des vœux et des désirs auxquels l'individu n'a pas accès, car certaines « résistances[1] » personnelles s'y opposent. L'inconscient est présenté comme une réserve, dans laquelle le sujet repousse tout ce qui gêne ou scandalise sa conscience, par le biais

---

1. Par ces résistances, le sujet tente d'éviter de découvrir les informations qui émergent de son inconscient.

d'un mécanisme de répression et de censure, que Freud nomme *refoulement*.

L'inconscient se manifeste de façon indirecte, par les rêves, les actions curieusement mises en échec, les maladresses, les oublis, les erreurs de langage, les plaisanteries, etc. Bien que ces phénomènes semblent incohérents et n'aient apparemment aucune signification, Freud soutient qu'ils sont déterminés par une logique sous-jacente et porteurs d'un sens caché…

La psychanalyse inventée

> *Toute l'invention de Freud s'ouvre là :*
> *le sujet se raconte lui-même, il advient par son récit.*
>
> J.-L. Nancy, *L'adoration*

Comment explorer le vaste continent inconscient ? Comment révéler à notre conscience ce qui nous a échappé dans tel acte, telle erreur ou tel oubli ? Comment comprendre nos rêves ?

Freud pose un principe très simple durant les séances qu'il appelle « règle fondamentale » : le patient est invité à dire tout ce qui le traverse (sensations, émotions, images, idées, souvenirs, etc.), tout ce qu'il ressent et pense, sans se censurer[1]. Le principe est de dire tout, même le plus gênant,

---

1. « Sans rien choisir et sans rien omettre de ce qui lui vient à l'esprit, même si cela lui paraît désagréable à communiquer, ridicule, dénué d'intérêt ou hors de propos », précisent J. Laplanche et J.-B. Pontalis dans leur *Vocabulaire de la psychanalyse*, PUF, 1998.

le plus incongru ou le plus surprenant. Il s'agit de la *libre association*, qui fonde cette « cure par la parole » qu'est une psychanalyse.

Freud distingue un *inconscient descriptif*, le préconscient, qui correspond à ce qui n'est pas actuellement conscient, d'un *inconscient dynamique*, ou inconscient proprement dit, découlant de conflits psychiques, où est refoulé ce que le sujet souhaite éloigner de sa conscience[1].

Qu'est-ce que le refoulement ? Freud utilise le terme *Verdrängung* pour désigner une pression ou une poussée qui vise à réprimer un aspect gênant pour la conscience, en le déplaçant et en le déportant loin d'elle, hors de sa portée. Le plus souvent, il s'agit d'une *pulsion* (mouvement interne poussant à la satisfaction) qui entre en opposition avec les exigences morales de la personne. Le refoulement tente donc de s'opposer à une montée pulsionnelle. Pour autant, cette défense va opérer sur un « représentant de la pulsion » (une « image mentale » qui la représente) et non sur la pulsion elle-même[2].

Le mécanisme du refoulement est précaire, il nécessite d'être réitéré. Les contenus inconscients sont chargés d'une énergie découlant de la pulsion qu'ils représentent. Ils tentent donc de refaire surface (sous la forme de lapsus,

---

1. FREUD S., « L'inconscient » (1915), *Métapsychologie*, Gallimard, 1968.
2. FREUD S., « Le refoulement » (1915), *ibid*.

d'actes manqués, d'oublis, de bévues, de rêves, etc.), après avoir été filtrés et déformés par la censure, qui s'oppose à leur retour.

> Alexandre est élève au collège. Dans sa classe, un garçon plus grand par sa taille ne cesse de se moquer de lui. Alexandre ronge son frein. Un jour, en séance, après une semaine de moqueries particulièrement dures, Alexandre découvre qu'il avait formé le vœu inconscient de crever les yeux de son camarade, en se rendant compte qu'il avait oublié de prendre ses ciseaux pour aller en cours de mathématiques (il est assis à côté du garçon qui le chahute sans arrêt). Sa découverte le fait bien rire. Il avait refoulé loin de sa conscience ce scénario dans lequel il crevait les yeux du garçon qui le faisait enrager.

La *censure psychique* est un des aspects du refoulement. Elle empêche la venue à la conscience d'un élément réprimé, qui dérange le sujet. Elle déforme cet élément-clé en le rendant inintelligible, ou le déguise en lui prêtant une apparence plus anodine ou plus neutre, donc plus facile à accepter.

> Quelques semaines auparavant, lors d'un rêve, Alexandre avait vu son camarade avec un bandeau sur les yeux, jouant à colin-maillard. Cette vision lui avait procuré beaucoup de plaisir. L'habile censure morale avait changé un acte de violence (crever les yeux) en jeu sans conséquence (un bandeau sur les yeux). Tous deux étaient équivalents : ils privaient de la vue le garçon moqueur…

Dans cet exemple, nous pouvons distinguer la pulsion (crever les yeux) de ses représentants (les ciseaux pointus ou le bandeau sur les yeux). La pulsion n'est pas refoulée, elle revient d'une façon ou d'une autre tarauder l'enfant. En revanche, les représentants sont refoulés dans l'inconscient, et ne réapparaissent que sous forme détournée : un oubli, un rêve, etc.

Des rêves à interpréter

> *Une remémoration sans affect est une remémoration sans effet.*
>
> S. Freud, *Études sur l'hystérie*

Puisque la plupart de nos conflits intimes échappent à notre conscience, le rêve devient un moyen privilégié d'exploration. Il témoigne de cette dimension de la vie psychique qui échappe à la conscience vigile. Freud considère que « l'interprétation du rêve est la voie royale qui mène vers l'inconscient[1] ».

Le rêve trouve un sens particulier lorsque la découverte de son sens profond est mise en perspective avec l'histoire de l'individu ou avec un *conflit* psychique, révélant souvent la dynamique sous-jacente d'un vœu ou d'un désir jusqu'alors ignoré. Le rêve est « l'accomplissement d'un vœu[2] ».

Selon Freud, il s'agit le plus souvent d'un *désir infantile*. Le rêve exprimerait alors un vœu formé dans l'enfance, puis « refoulé ». Un tel vœu garde une présence active dans l'inconscient et continue à se manifester de façon déformée, par exemple dans certains songes. Ainsi, comme pour tout

---

1. FREUD S., *L'interprétation des rêves* (1900), PUF, 1967.
2. *Ibid.*

phénomène inconscient[1], il existe un travail de travestissement propre au rêve, œuvre de la censure émanant du *surmoi*
du rêveur[2]. Un tel travestissement passe par les voies de la
condensation et du déplacement.

La *condensation* correspond à l'amalgame ou à la fusion de
réalités différentes (époques, lieux, personnes, situations,
idées), qui sont associées du fait d'une convergence ou d'une
ressemblance inconsciente.

> « J'ai écrit la monographie d'une certaine plante. Le livre
> est devant moi, je tourne précisément une page où est
> encarté un tableau en couleur. Chaque exemplaire
> contient un spécimen de la plante séchée, comme un
> herbier[3]. »
>
> Dans son *Rêve de la monographie botanique* , Freud
> repère – par ses associations libres – que le seul mot
> *botanique* condense plusieurs réalités : un professeur
> dont le nom allemand signifie « jardinier », une
> « florissante jeune femme », une patiente nommée Flora,
> une femme « à qui son mari avait oublié d'apporter des
> fleurs », la fleur préférée de son épouse, deux événe-

---

1. Un phénomène inconscient est intemporel. Il correspond à un
processus qui peut prendre la forme d'un déplacement ou d'une
condensation, comme dans le rêve, par le biais d'images poétiques,
de métaphores, etc.

2. Ce « censeur du moi » est effectivement un des aspects du
« surmoi », nom donné par Freud à notre gendarme intérieur ou
tribunal intime. Voir TOMASELLA S., *Le surmoi – Il faut, je dois*,
Eyrolles, 2009.

3. FREUD S., *L'interprétation des rêves*, *op. cit.*, chapitre V, « Le matériel et
les sources du rêve », p. 153.

ments de sa jeunesse, la fleur d'artichaut, un souvenir d'Italie, etc.[1]

Le *déplacement* concerne la substitution d'un élément important (époque, lieu, personne, situation, idée) par un autre (de bien moindre valeur), du fait d'une correspondance inconsciente entre eux.

> « Mon ami R... est mon oncle. J'ai pour lui une grande tendresse. Je vois son visage devant moi un peu changé. Il paraît allongé, on voit très nettement une barbe jaune qui l'encadre. »
>
> Le *Rêve de l'oncle à la barbe jaune* met en scène un premier déplacement sur la personne (remplacement de l'oncle de Freud par son ami R.), ainsi qu'un deuxième déplacement de l'intensité émotionnelle (il existait alors une honte familiale découlant de la malhonnêteté de l'oncle Joseph, compromis dans une histoire de fausse monnaie) sur un détail sans importance apparente : la « barbe jaune ». En focalisant l'attention sur cette barbe incongrue, la censure camoufle au rêveur la force de ses émotions[2].

Freud nomme *contenu manifeste* la forme sous laquelle le rêve a été mémorisé puis raconté par le rêveur. Au contraire, le *contenu latent* désigne le sens profond du rêve, donc le vœu inconscient qui en est à l'origine, vœu déformé ou masqué par les phénomènes de censure. En séance, le patient énonce les éléments conscients de son rêve (contenu manifeste)

---

1. *Ibid.*, chapitre VI, « Le travail du rêve », p. 245.
2. *Ibid.*, chapitre IV, « La déformation dans le rêve », p. 126.

puis, en effectuant des associations libres à partir de son
récit, il parvient peu à peu à dévoiler une partie de ses motivations inconscientes (contenu latent)[1].

> Une patiente raconte un rêve : « Une voiture bleue se
> gare devant chez nous. Ce sont des gendarmes qui vien-
> nent enquêter sur nous. Ils arrivent sur le balcon où nous
> sommes, mon mari et moi. Ils commencent à poser des
> questions, lorsque l'un d'eux dit avec un petit sourire
> entendu : "Non, non... ça n'est pas la peine..." » Elle
> associe librement à partir du récit de son rêve : « Je me
> souviens de cette fois où nous avons été envahis de gen-
> darmes qui recherchaient deux gars en fuite. Nous étions
> sur le balcon, Robert et moi. Robert triait du cannabis. Je
> l'avais vite caché dans la cuisine. Les flics avaient
> demandé pourquoi j'étais entrée aussi vite. Robert avait
> répondu que j'étais nue. Je n'avais pas aimé cela, c'était
> faux. Je ne sais pas me promener nue. Même lorsque
> Robert m'y incitait. Je pense aussi que Robert n'a jamais
> aimé les flics. L'ordre le révolte. Il rechigne aux limitations
> de vitesse par exemple. Je trouve cela idiot. Pour en reve-
> nir au rêve et à la réaction du gendarme, je pense que l'on
> a toujours donné à Robert le bon Dieu sans confession.
> Les gens se sentent forts d'être de son côté, quitte à se
> rendre complices ! Cela me révolte. Ce rêve me rend
> triste, j'y sens une faute sous-jacente que l'on ne dénonce
> pas et qui me pèse. C'est le même poids du secret que
> dans mon enfance. »

Toutefois, l'interprétation du rêve ne peut venir à bout de
ses implications inconscientes, car il reste ce que Freud

---

1. Pour plus de détails, lire RAND N. et TOROK M., *Questions à Freud*,
Les Belles Lettres, 1995.

appelle l'*ombilic du rêve* : un aspect qui échappe aux tentatives d'interprétation. Encore une fois, l'inconscient ne peut pas être maîtrisé...

Lapsus, actes manqués : l'étrange humour du quotidien

> *L'humour a non seulement quelque chose de libérateur,*
> *mais encore quelque chose de sublime et d'élevé.*
>
> S. Freud, *Le mot d'esprit*

Les phénomènes agissant lors des rêves sont également présents dans la vie éveillée. L'inconscient se manifeste de façon inopinée par des oublis, des lapsus, des maladresses, des erreurs, des étourderies et autres actes manqués.

Freud appelle *acte manqué* une action surprenante en décalage avec la décision consciente qui semblait la justifier au premier abord. Cet acte vient révéler une intention inconsciente : apparemment « raté », il est en fait « réussi » pour l'inconscient[1].

> Une jeune femme sérieuse et très organisée dans tous les aspects de son existence oublie « involontairement » et sans y prêter attention de prendre la pilule au milieu de son cycle menstruel. Surprise d'être enceinte le mois suivant, alors qu'elle (re)prend la pilule consciencieusement tous les jours, elle découvre alors le fort désir inconscient qu'elle avait de devenir maman.

---

1. FREUD S., *Psychopathologie de la vie quotidienne* (1901), Payot, 1967.

De la même façon, le *lapsus* désigne une erreur de langage :
l'écart entre le mot qui surgit et le mot initialement prévu
vient dévoiler la potentialité d'un sens inconscient à
découvrir.

> Une patiente, mère de plusieurs enfants, peine depuis
> plusieurs années à accepter l'homosexualité d'un de ses
> fils, devenu jeune adulte. Lors d'une séance où elle se
> confie sur ses difficultés, elle dit « mon père » à la place
> de « mon fils ». Une fois qu'elle en prend conscience,
> cette interversion lui permet de parler, avec une forte
> gêne, de la passion très forte qui existait entre son père,
> lorsqu'il était jeune homme, et l'un de ses collègues de
> travail un peu plus âgé. Cette passion de plusieurs années
> avait laissé supposer à ses descendants qu'une histoire
> d'amour avait pu lier les deux hommes.

Enfin, Freud découvre que l'humour est un moyen détourné
pour déjouer la surveillance de la censure et pour exprimer
des conceptions et des idées souvent frappées de refoulement. Le mot d'esprit a une portée d'autant plus forte qu'il
contient des significations inconscientes qu'il expose tout
en faisant mine de les masquer[1]...

> Lors d'une soirée, à un ami qu'elle trouvait trop excité et
> dont le bavardage faussement hilare (plein d'éclats de
> rire) commençait à la gêner, une femme lance : « Il y a trop
> d'éclats et pas assez de rire ! » La personne visée par
> cette mise en garde a saisi l'intention sous-jacente de son

---

1. FREUD S., *Le mot d'esprit et sa relation à l'inconscient* (1905), Gallimard,
   1988.

> amie, et a réussi à se calmer, alors que d'autres convives ont continué à rire ou à sourire sans prêter attention à cette remarque.

Bien évidemment, il s'agit là d'un quarteron très limité d'exemples parmi les nombreuses manifestations de l'inconscient, dont le champ est infiniment vaste. À la fin de l'œuvre freudienne, de *lieu* (substantif) l'inconscient devient un *qualificatif* (adjectif), qui caractérise la plus grande partie de la vie psychique, de ses fonctionnements et de ses mécanismes[1].

---

1. Voir TOMASELLA S., *Le surmoi*, *op. cit.*, p. 17-18 et 39-43.

Jacques Lacan :
du langage au Réel[1]

Ce qui parle n'a à faire qu'avec la solitude.

J. Lacan, *Encore*

Si l'Autrichien Sigmund Freud a ouvert la voie vers l'exploration de l'inconscient, à la fin du XXᵉ siècle, le Français Jacques Lacan s'est appuyé sur cette découverte fondamentale pour proposer une révolution subjective, en apportant à l'inconscient une légitimité désormais incontestable.

---

1. Par opposition à la réalité, qui peut être appréhendée de façon très personnelle, voire très imaginaire, Lacan définit le Réel, avec une majuscule, comme inaccessible : « Le Réel, c'est l'impossible », affirmait-il. Le réel, l'imaginaire (croyances, fantasmes) et le symbolique (pensée fondée sur l'éthique) sont les trois registres psychiques que distinguait Lacan, auxquels j'ai ajouté la sensibilité et la nécessité (« La métasémiotique », *Vers une psychanalyse de la marque et de ses expressions*, université de Nice, 2002).

Des frayages vers l'inconscient

> *Y en a-t-il un seul qui puisse penser avoir réduit*
> *l'opacité de son être ?*

> C. Soler, *Lacan, l'inconscient réinventé*

Rien n'est plus étranger à la pensée de Lacan que les idées molles et conservatrices, les confortables certitudes consensuelles et le conformisme des conventions. Lacan n'a cessé d'exhorter à la subversion des croyances sociales et des mirages individuels. Il n'offre donc aucune possibilité de se réfugier dans une logique commode ou une idéologie rassurante. La tonicité du penseur se retrouve aussi dans la vigueur du psychanalyste. L'inconscient ne s'offre pas tout seul, bien gentiment, sans que le sujet ne participe activement à sa découverte. Ce dernier prend donc l'initiative de se confronter à ses « obscurités », d'en accepter la réalité et de s'y frayer un chemin par la parole, « frayage qui ouvre une voie en forçant les obstacles, dans un domaine résistant à la pensée ou à la marche[1] ».

Pour Lacan, la parole est un acte. Elle constitue le sujet réel, qu'il nomme *parlêtre*. S'il fait un temps l'hypothèse d'un inconscient « structuré comme un langage », Lacan affirme ensuite que « l'inconscient n'a pas de grammaire » : il n'est pas un langage, mais correspond à une multitude de réalités diversifiées, reliées entre elles[2]. Lacan notait combien tout ce que nous proférons (notre discours) s'appuie sur du

---

1. SOLER C., *Lacan, l'inconscient réinventé*, PUF, 2009, p. 4.
2. *Ibid.*, p. 11.

semblant (leurres, illusions, croyances) « pour rebondir dans le fantasme[1] ». Il exhortait donc « à faire une distinction sévère entre l'imaginaire et le réel[2] ».

> Un homme d'une trentaine d'années parle avec assurance en utilisant de nombreux termes à la mode, glanés çà et là dans la presse, à la radio ou à la télévision. Pour affirmer encore plus son propos, il émaille son discours de termes techniques, y compris psychanalytiques. Au fil des séances, il découvre à quel point son discours est creux et impersonnel, comme un mirage... Petit à petit, il lâche ce discours tout fait, passe-partout et sans intérêt, pour exprimer une parole de plus en plus précise et personnelle.

Ainsi, Freud avait conceptualisé l'inconscient à partir des refoulements, et notamment des traumatismes enfouis. Lacan pense, lui, que l'inconscient ne peut se résumer à ces éléments : ce dernier contient aussi des ressources inexploitées, une part de soi encore inconnue. Cette conception de l'inconscient ouvre des perspectives inouïes, puisqu'elle implique, par exemple, qu'une psychanalyse ne correspond pas seulement à l'exploration de ce qui est déjà là, mais rend possible aussi l'émergence du nouveau, de l'inédit[3].

---

1. Un fantasme est un « scénario imaginaire où le sujet est présent et qui figure [...] l'accomplissement d'un désir inconscient », J. Laplanche, J.-B. Pontalis, *op. cit.* (voir partie III, chap. 1).
2. LACAN J., *Encore*, Seuil, 1975, p. 122.
3. SOLER C., *op. cit.,* p. 20.

Une éthique du sujet

> *Le sujet n'est coupable que de céder sur son désir.*
>
> J. Lacan, *L'éthique de la psychanalyse*

Cheminer vers l'éthique consiste à soutenir ce qui nous semble juste, valable et surtout essentiel, sans céder aux pressions des autres, ni nous soumettre aux conventions, afin d'affirmer ce que nous sommes, pensons et souhaitons vraiment. Pour Lacan, le sujet humain se définit par une *position* personnelle (ses choix de pensée et de vie) et une *responsabilité* concernant cette position (pouvoir en répondre), ce qui est le fondement de l'éthique[1].

L'accès à l'éthique se réalise par la prise en compte de la dimension symbolique[2], celle :

- de la parole singulière (ce que je dis exprime qui je suis, me désigne et m'appartient[3]) ;

- du Père (comme fonction paternelle) : le père est censé introduire l'enfant dans la dimension symbolique de la pensée, du langage et de la relation à l'autre. Il ne porte pas l'enfant dans son corps, mais dans sa parole, qui dit le désir (nos élans de vie, notamment vers les autres) et ses limites ;

---

1. L'éthique désigne ce qui est humain, respectueux de l'humanité, humanisant. Pour une définition plus détaillée de l'éthique, lire BADIOU A., *L'éthique, essai sur la conscience du mal*, Nous, 2003.
2. Le symbole est une expression complexe d'idées et de ressentis, traduits de façon personnelle.
3. Pour la différence entre langage et parole, se reporter à VANIER A., *Lacan*, Les Belles lettres, 1998, p. 54-56.

• et de la Loi : la loi symbolique rend caduques les prétentions d'être *tout* (omniprésent, omnipotent, omniscient).

Ces fonctions tierces permettent au sujet de se séparer des figures de maternage l'empêchant d'évoluer et de prendre sa place d'être humain libre, loin des illusions confortables et des certitudes rassurantes.

> « L'art du psychanalyste est de suspendre les certitudes du sujet, jusqu'à ce que s'en consument les derniers mirages[1]. »

Il n'existe rien à quoi pouvoir se raccrocher, aucun savoir[2]. Freud puis Lacan fondent la psychanalyse sur l'éthique. Cette décision inaugurale sépare complètement la pratique psychanalytique de la psychologie et de la science. Sans pouvoir se défausser, psychanalyste et patient vont ainsi immanquablement se confronter à « cette part de violence, d'étrangeté et de folie que comporte toute psychanalyse[3] ».

La passe psychanalytique

> *Le dire vient d'où le Réel commande à la vérité.*
>
> J. Lacan, *L'étourdit*

Lacan met en garde contre les vaines tentatives – pourtant très répandues – d'interpréter l'inconscient à partir de tel ou

---

1. LACAN J., « Fonction et champ de la parole et du langage en psychanalyse », *Écrits*, Seuil, 1966, p. 251.
2. LARIVIÈRE M., *Imposture ou psychanalyse*, Payot, 2010, p. 144-145.
3. *Ibid.*, p. 11.

tel savoir (dictionnaire des symboles, grille de psychopathologie, etc.). D'abord parce que tout déchiffrage est aussi
limité que le savoir dont il se réclame. Ensuite, parce que
toute interprétation n'est qu'hypothétique, puisque le réel
de l'inconscient échappe à l'individu, ou à l'autre, par définition. Enfin, chacun a sa propre symbolique, qui évolue au
cours de l'existence. Ainsi, la méthode psychanalytique est
très claire quant au respect de la parole intrinsèquement
singulière de chaque patient, parole impossible à réduire
aux discours généralistes et remplaçable par aucune autre[1].

> « Une psychanalyse, disait Lacan, livre à l'analysant le sens
> de ses symptômes, sens toujours particulier, hostile au
> bon sens partagé[2]. »

Toutes les productions de l'inconscient d'un patient (rêves,
bévues et trébuchements) ne peuvent donc frayer leur
chemin d'énonciation qu'à partir des associations libres du
patient lui-même. Ce dernier cherche à donner un sens
(personnel) à l'insensé, notamment à ses symptômes, qui
sont en fait des « trous de sens » et auxquels il s'identifie,
sur le mode de « je suis mon symptôme »[3] !

> Une personne atteinte d'une maladie peut avoir facile-
> ment tendance à se définir par le nom de sa maladie,
> donc à exister aux yeux des autres et à ses propres yeux
> uniquement à travers cette étiquette très réductrice.

---

1. SOLER C., *op. cit.*, pp. 22-34.
2. *Ibid.*, p. 38.
3. *Ibid.*, pp. 43-45, 108-114 et 116-123.

Chaque psychanalyse constitue une séparation d'avec le fantasme, un détachement vis-à-vis de ses illusions, donc une « passe », une transformation de soi, dont le patient peut rendre compte en fin de parcours. Elle constitue le passage d'une posture d'arrangements et d'ignorance, savamment entretenue, à une position de sujet prenant l'initiative de la liberté de sa pensée et de sa parole, reconnaissant que l'inconscient existe pour lui comme pour les autres, et qu'il ne cesse de produire des effets inattendus autant qu'incontrôlables...

> « Lacan nous dit que penser c'est passer [à l'autre et] se maintenir dans un état de séparation : d'avec soi, d'avec l'autre. Penser sépare. [...] Penser délie de soi[1]. »

---

1. LARIVIÈRE M., *op. cit.*, p. 21.

Françoise Dolto et
l'image inconsciente du corps

Il existe dans l'inconscient de chacun cette magnifique possibilité
de devenir sujet de sa perception et de son énonciation,
quelles qu'aient été les circonstances de sa vie.

M.-C. Defores, Y. Piedimonte, *La constitution de l'être*

Grâce à ce que Françoise Dolto nomme *image inconsciente du corps*, le psychanalyste recueille des informations sur les difficultés du patient, informations encore inconscientes pour ce dernier.

De fait, les images utilisées par les patients ou les psychanalystes au cours d'une séance[1] pour expliquer ce qu'ils ressentent font souvent référence au corps. Une « image du corps » exprime une situation telle qu'elle est perçue par le sujet à partir de ses sensations corporelles. Ainsi, l'image du corps est une passerelle entre le corps et la pensée[2].

---

1. Durant une séance, le patient peut utiliser des images pour expliquer ce qu'il ressent. Il peut arriver également, lors de moments de blocage, que le psychanalyste propose lui-même une image qui lui apparaît dans la situation présente, relançant ainsi les associations d'idées du patient.

2. *Cf.* TOMASELLA S., « De l'image inconsciente du corps à l'image consciente du cœur », *Psychanalyse Magazine*, n° 23, Avignon, 2004.

> En séance, un patient célibataire manifeste de manière répétée ses frustrations sexuelles vis-à-vis des femmes qui ne veulent pas de lui. Le psychanalyste lui restitue l'image qui lui est venue : il se sent prisonnier, enfermé dans une cage. Le patient perçoit avec force que cette image concerne sa relation à sa mère en particulier et aux femmes en général. Il comprend comment son obsession à leur égard l'enferme dans une plainte sans fin. La semaine suivante, il exprime qu'il est plus apaisé vis-à-vis de sa quête amoureuse. L'image du corps (enfermé dans la cage) est devenue consciente pour lui. Elle l'aide à lâcher son obsession.

F. Dolto définit l'image inconsciente du corps comme la « synthèse vivante des expériences relationnelles et émotionnelles » d'une personne, dans ses relations aux autres depuis sa naissance et même depuis sa conception[1]. Ces expériences passées peuvent être réactivées dans le présent. L'image du corps croise ainsi l'espace et le temps :

> « Le passé inconscient résonne dans la relation présente. [...] Dans le temps actuel se répète en filigrane quelque chose d'une relation d'un temps passé[2]. »

---

1. DOLTO F., *L'image inconsciente du corps*, Seuil, 1984, p. 22 à 34, et l'ouvrage collectif *Françoise Dolto, c'est la parole qui fait vivre*, Gallimard, 1999.
2. DOLTO F., *Ibid.*, p. 23. (Se reporter aussi à GREEN A., *Le temps éclaté*, Minuit, 2000.)

Du désir à l'éthique

> *Le désir est l'essence même de l'être humain.*
>
> B. Spinoza, *Éthique*

L'image inconsciente du corps est comparable à un dessin d'enfant éclairant ses relations avec ses parents et sa fratrie, sa place dans la famille et les moments-clés de son histoire. Elle révèle chez l'adulte des systèmes mis en place dans son enfance pour s'adapter, ou survivre, à son environnement familial.

Karin Trystram précise comment l'image du corps survient dans l'entre-deux entre le psychanalyste et le patient, pour manifester leur désir de connaissance :

> « L'image inconsciente du corps est un mouvement et en mouvement. C'est le mouvement du désir du patient. C'est aussi le mouvement du désir du psychanalyste. Ce concept inclut son évolution permanente. Le corps parle, change, bouge ; le corps entend également[1]. »

L'inconscient se dévoile progressivement et se révèle dans trois dimensions principales : le sujet, la relation et le désir, dimensions qui sont celles de l'éthique humaine. La psychanalyse amène le sujet à déployer son désir dans ses relations avec les autres. En conséquence, Dolto affirme que le psychanalyste est au service du sujet, et non d'une morale.

---

1. Lors de la présentation du 13 octobre 2003, à Paris, de l'atelier *La psychanalyse entre corps et éthique* animé par S. Tomasella et K. Trystram, dans le cadre de la Fédération des ateliers de psychanalyse.

Par sa position d'écoute active, il permet au patient de repérer toutes les formes d'hypocrisie et de consensus dans son existence, pour soutenir son émergence et sa liberté créative.

> « L'éthique de l'humain, au fur et à mesure de son déve-loppement, l'amène à s'identifier à tous les êtres de la création. L'éthique n'est pas la morale. La morale est un code de comportement ; l'éthique, elle, soutient une intention dans sa visée, elle est le désir et le sens qui en découle. La morale provient des pulsions. L'éthique est affaire de sujet, la morale est affaire de moi. Le sujet se fonde sur le symbolique, tandis que le moi est dans l'imaginaire[1]. »

Les psychanalystes considèrent que le « moi » est imaginaire, dans la mesure où il correspond à une image de soi : la façon dont le sujet se voit, et voudrait se voir, dans le regard des autres. Le moi n'est que la face rationnelle, adaptative donc sociale de l'individu, à la différence du « je », personnel, singulier et profond. Cette distinction entre moi (fantasmatique) et je (sujet) induit une distinction fonda-mentale entre morale et éthique, nécessaire à l'avènement du sujet[2]. Il ne s'agit pas de se conformer à un code social, aux normes d'un milieu ou aux conventions d'une époque, il s'agit d'exister en tant qu'humain et d'exprimer son huma-nité, dans le respect de l'humanité d'autrui, sans cesse en devenir.

---

1. DOLTO F., *Dialogues québécois*, Seuil, 1987, p. 129-130.
2. Voir TOMASELLA S., *Le surmoi, op. cit.*

© Groupe Eyrolles

L'écoute des vécus corporels

Le symbole est le lieu des significations complexes où un autre sens tout à la fois se donne et se cache dans un sens immédiat.

P. Ricœur, *De l'interprétation*

Les images utilisées en psychanalyse sont subjectives : elles sont identiques à des séquences de rêve. Elles contiennent la même force poétique, détiennent les mêmes énergies de métamorphose. Il s'agit d'images vivantes, ouvertes et fluides, d'images en mouvement, riches de sens et de potentialités. Le recours aux images intérieures facilite l'expression de ses ressentis (sensations, émotions, intuitions et sentiments). L'*image subjective* est interne, à la différence des imageries externes véhiculées dans la culture par la société, le groupe, la famille ou le couple. Elle est un *processus*, elle est mobile et évolutive, alors que l'image du fantasme individuel ou social est fixe[1].

Le papillon blanc

> Un enfant exprime les sensations et les images qui émergent en lui lorsqu'il parle de sa place dans sa famille. « Je suis un papillon épinglé au mur. Un papillon tout blanc sur un mur blanc. J'imagine que mes parents sont des petites souris. Ils viennent me ronger les ailes. Je suis paralysé, ça fait peur. »

---

1. Voir TOMASELLA S., *Vers une psychanalyse de la marque et de ses expressions*, *op. cit.*, chapitre 2, la partie consacrée à la psychanalyse de l'image. Les exemples qui suivent ont été élaborés avec Karin Trystram.

L'enfant se perçoit comme un objet de décoration. Invisible dans le décor familial, il n'existe pas. La blancheur du mur évoque un état d'isolement : l'enfant a perdu le contact avec lui-même et avec l'environnement humain. Les parents viennent « grignoter » les forces vives de l'enfant, sa confiance et ses capacités d'autonomie, c'est-à-dire ses possibilités d'envol.

Le baigneur aux yeux vivants

> À plus de trente ans, Irène vient consulter pour des difficultés à concevoir et porter un enfant. Après plusieurs semaines, lors d'une séance, la psychanalyste informe sa patiente qu'au moment où elle lui parle, elle a l'image d'une petite fille sanglotant, recroquevillée dans le coin d'une pièce. Irène est très émue. Elle sent son corps se rigidifier et parle d'un « grand vide intérieur ». Son corps est « creux ». Elle se ressent comme « un baigneur en celluloïd ». Seuls ses yeux sont mobiles. Son cou est raide, ainsi que tout le reste de son corps. Cette prise de conscience est terriblement douloureuse : « Je ressens une douleur physique incroyable », dit Irène.

Par la douleur physique, le corps témoigne de la grande douleur psychique, ici liée à la conscience pour la jeune femme d'avoir été manipulée comme une poupée. Dans certaines familles, le sujet n'existe pas pour lui-même. Il lui est demandé exclusivement de se conformer aux rituels du groupe. Ces codes institués par la famille sont insensés, ils ne sont pas humains : l'enfant ne les comprend pas et ne peut pas se constituer intérieurement comme sujet libre et différent.

Enfant, Irène ne comprenait pas les règles de sa famille. Elle se sentait assimilée à l'enfant-instrument de sa mère, qui « jouait à la poupée » avec elle : sa mère n'était pas en relation avec elle. Les « yeux vivants » d'Irène, réduite à être le « baigneur de sa maman », expriment la conscience aux aguets pour maintenir son humanité. L'enfant était obligée de maintenir une vigilance de tous les instants pour ne pas se sentir disparaître.

Le tombeau à ciel ouvert

> Henri est un homme d'une quarantaine d'années. Au cours de sa psychanalyse, il se remémore les attouchements sexuels répétés de la part de son frère aîné, lorsqu'il était enfant. Un jour, le psychanalyste lui parle d'une sensation d'engourdissement, de froid et d'immobilisme, qu'il ressent quand le patient évoque sa peur des contacts avec ses propres enfants. Une image s'impose alors à Henri, accompagnée de fortes sensations. Il se sent « prisonnier dans un tombeau ouvert ». « Il fait nuit. Le ciel est au-dessus de moi. Je vois les étoiles. Je suis inerte... » Henri dit : « Je suis damné pour l'éternité. » Il ne peut pas bouger : « Je suis comme un vampire, j'ai été contaminé ; si je bouge, je contaminerai les autres. » Il exprime la terreur de l'enfermement, mais se sent condamné à ne plus faire le moindre mouvement, sous peine de revivre une catastrophe...

Ces images expriment la complexité douloureuse de l'*identification à l'agresseur et à l'agression*[1]. Il s'agit d'un écartèlement entre deux pôles opposés. D'une part, Henri se sent

---

1. TOMASELLA S., *La traversée des tempêtes – Renaître après un traumatisme*, Eyrolles, 2011.

profané. Il pense qu'il n'appartient plus au monde des humains, il est immensément triste de se croire « indigne ». D'autre part, Henri se sent « contaminé ». L'agression qu'il a subie enfant a brisé en lui l'accès à la pensée. L'agresseur s'est comme logé en lui, mêlé à son identité. Henri a peur de reproduire ce qu'il sait être meurtrier, il craint de devenir profanateur à son tour. Entre ces deux pôles, il ressent un « nœud virulent », qui brûle comme du feu ou de l'acide. C'est le lieu d'une tourmente intérieure : la croyance d'être « damné ».

Avec l'aide des images du corps, les séances de psychanalyse permettent de remettre la pensée en mouvement[1]. Le psychanalyste accompagne la personne à travers ses douleurs. Il est le témoin humain de l'histoire du patient : il lui rappelle comment il est parvenu à rester *vivant*, malgré ce qui lui est arrivé. L'alliance entre le psychanalyste et l'analysant est le fondement de l'éthique : coopérer dans l'émergence de la pensée, pour chercher, puis favoriser, l'accès à la vie et au désir.

---

1. *Ibid.* Le processus d'élargissement et d'approfondissement de la conscience, appelé *introjection*, s'effectue progressivement. C'est la raison pour laquelle il est souvent long…

L'autre scène

La musique des mots et l'extase qu'elle procure ne montrent pas la solidité, mais bien au contraire, la fragilité de l'accomplissement.

I. Hiribarren, *Lettres au poète disparu*

L'image d'une « autre scène » est utilisée par Freud pour désigner l'inconscient. Cette métaphore très parlante est propice à la prise en compte des multiples dimensions qui constituent l'inconscient. Il existe d'autres réalités dans un lieu mystérieux qui n'est pas le théâtre le plus apparent de notre existence : d'autres actions, d'autres intrigues, d'autres histoires, dans d'autres décors, d'autres temps, d'autres lieux, avec d'autres personnages, parlant d'autres langages ou d'autres langues, etc.

Un inconscient musical

La musique est simplement là pour parler de ce dont la parole ne peut parler.

P. Quignard, *Tous les matins du monde*

Au-delà des théories des philosophes et des psychanalystes, chaque être humain, au cours de son existence, vit concrètement l'expérience de l'infinie variété des réalités de l'inconscient. Ces expériences révèlent que la vie psychique, surtout inconsciente, est également riche de *tonalités affectives* (élans désirants, émotions, sentiments). L'inconscient se révèle alors comme un creuset de *pulsations* qui nous animent, dans chaque situation, selon un *tempo* particulier, un *rythme* propre et des *colorations mélodiques* correspondant aux événements tels que nous les vivons ou tels que nous les avons vécus.

D'ailleurs, de tout temps, partout dans le monde, des musiques ont été inventées ou interprétées pour exprimer les émotions et les sentiments humains (colère, fureur, rage ; angoisse, crainte, inquiétude, peur ; abattement, euphorie, exaltation ; allégresse, joie, liesse ; affliction, désespoir, douleur, mélancolie, nostalgie, tristesse, etc.).

L'inconscient n'est pas qu'une affaire de langues parlées et écrites[1] : langue maternelle, langue paternelle, langue de la nourrice, ou même cette langue particulière à chacun que Lacan appelait *lalangue*[2]. L'inconscient est constitué de marques et de traces actives, sous-jacentes au langage et le précédant, des traces « aux marges du langage », non pas ineffables, mais « avant le langage ».

---

1.   Voir le remarquable travail de N. Abraham et M. Torok sur la langue inconsciente si particulière, multivoque et polyglotte de Sergueï Constantinovitch Pankejeff (1887-1979), constituée dans son enfance à partir des expressions des membres de son entourage, parlant différentes langues européennes : *Le verbier de l'homme aux loups*, Flammarion, 1976.
2.   Selon Lacan, langue propre à chacun d'entre nous, avec son vocabulaire, sa syntaxe, etc.

« Quelque chose est perdu avec l'avènement du langage[1]. »

Cette « préhistoire » du langage est l'univers musical, le bain sonore de la voix des proches (des parents plus particulièrement).

Si « la musique aussi est une langue humaine[2] », c'est qu'elle parle à l'âme de tout être humain quels que soient son âge, sa langue, sa culture, son époque et son lieu de vie. Ainsi, nous constituant au plus profond de nous-mêmes, l'inconscient est avant tout une *musique personnelle*, avec ses rythmes, ses mélodies, ses couleurs, ses harmoniques, ses résonances, ses nuances, ses silences, ses accords et ses désaccords... Tout comme la musique, la vie psychique inconsciente est constituée de flux et de reflux, d'élans et de repos, de bonds et de rebonds, de tensions et de résolutions, de conflits et d'apaisements. Elle va tantôt *crescendo*, tantôt *decrescendo*, son tempo s'accélère parfois pour ralentir ensuite, etc. Plus précisément encore, la trame de l'inconscient est un « champ musical », comme les linguistes parlent de « champ lexical[3] ». Ce chant intérieur est composé des courbes rythmiques, des lignes mélodiques, des tonalités et des modalités les plus typiques de chaque sujet, à un moment précis de sa vie.

---

1. PONTALIS J.-B., in *Libération*, 13 avril 2001.
2. QUIGNARD P., *Tous les matins du monde*, Gallimard, 1991, chap. 12.
3. Les termes employés et leur sens dans un contexte précis.

Ainsi, par exemple, une jeune femme qui traverse un moment de dépression « se sent à plat », « sans entrain » : « plus rien ne danse en elle », « elle n'a plus de pulsation ». Un homme, très soucieux pour son travail, a l'impression que « certaines de ses idées noires frappent sourdement contre lui au rythme infernal d'un marteau-piqueur ». Une femme boulimique a la sensation d'être entraînée dans « une course folle, vertigineuse », comme « une danse endiablée » dans les moments où elle mange jusqu'à l'écœurement. Un homme qui dort mal entend en lui « se répéter inlassablement la même ritournelle » pendant ses insomnies[1]. Un jeune homme amoureux se sent « transporté par une symphonie qui le fait planer comme [s'il était] sur un tapis volant »...

Une personne se caractérise donc par :

- un *champ musical* (primordial et affectif), qui correspond à son expressivité singulière, inconsciente et spontanée, avec toutes ses colorations émotionnelles et ses nuances sensibles ;

- un *champ lexical* (construit dans le contexte familial et socioculturel), qui détermine sa façon de parler ou d'écrire, donc de s'inscrire dans la société, y compris à partir de codes préexistants.

Pour avoir la capacité de dire « je », donc d'exprimer son unicité créative, le patient se met à l'écoute de sa musique personnelle (sensations, rythmes, pulsations, mélodies), autant qu'à la recherche de ses paysages intérieurs (images,

---

1. Écouter la chanson de Juliette, « Un petit vélo rouillé » (*No parano*, Universal Music, 2010) : « *Un petit vélo rouillé, dans un grincement minable, tourne sur mon oreiller, une ronde interminable...* »

© Groupe Eyrolles

panoramas, perspectives, scènes intimes), tous en deçà de ses conditionnements culturels…

L'inconscient est poésie

> *Le drame se joue encore derrière le miroir des mots…*
> *Le langage n'est-il pas comme la toile de Pénélope ?*
> *La nuit défait l'œuvre sociale que le jour aura tissée.*

> B. Sylwan, *Freud et l'analyse du petit Hans*

De même que la musique, la poésie existe dans toutes les cultures et cherche à exprimer les mouvements de l'âme humaine et les métamorphoses du cosmos. Par exemple, les Indiens d'Amérique désignent le printemps comme le « baiser du soleil à la nature ». Ainsi, par le biais d'images vivantes, le poète énonce son expérience subjective en laissant émerger ses profondeurs inconscientes, tout en allant solliciter celles de son lecteur ou de son auditeur. Les patients en psychanalyse sont surpris et heureux de retrouver la spontanéité pétillante des petits enfants qui s'expriment librement dans l'instant, sans les entraves de la rationalité ou de la bienséance.

L'écriture des grands romanciers, poètes et dramaturges est souvent qualifiée de « musicale ».

« Victor Hugo ? Quelle écriture ! C'est musical. Tous les grands auteurs écrivent comme de la musique… Chaque phrase est une splendeur d'invention : ça chante[1] ! »

---

1. Propos de Jacques Higelin, le 18 octobre 2010, sur France Musique.

Charles Baudelaire explicite comment la création poétique constitue un phénomène très complet. D'ailleurs, le mot *poésie* vient du grec *poiein* qui signifie « créer ». Dans son sonnet *Correspondances*, Baudelaire met en valeur le *foisonnement sensoriel* et la *profusion du monde sensible*. Cette dimension des sens est fondamentale, car elle coexiste avec le monde de l'inconscient. Notre société sur-industrialisée, hyper-technicisée et ultra-informée favorise une forte mentalisation incessante, tout en défavorisant la perception sensible de la réalité. Pour trouver la voie poétique qui mène à l'inconscient, il est donc tout à fait nécessaire de retrouver ses capacités sensibles dans toutes leurs dimensions et toute leur diversité. Tous nos sens sont continuellement reliés entre eux, ils se sollicitent mutuellement et enrichissent nos perceptions du monde qui nous entoure.

> « Comme de longs échos qui de loin se confondent
>
> Dans une ténébreuse et profonde unité,
>
> Vaste comme la nuit et comme la clarté,
>
> Les parfums, les couleurs et les sons se répondent[1]. »

Avant Baudelaire, le jeune poète anglais John Keats, mort de tuberculose à vingt-cinq ans, s'est voulu le chantre de la nature, de la beauté, de l'amour et de la liberté. Dans une lettre à George et Tom Keats écrite en 1817, ce grand admirateur de Shakespeare livre l'une des clefs qui permettent d'ouvrir nos portes vers l'inconscient. Il s'agit d'accepter et

---

1. BAUDELAIRE C., « Correspondances », *Les fleurs du mal*, 1857.

de développer nos *capacités négatives* : « lorsqu'un homme est capable d'être dans l'incertitude, les mystères, les doutes sans courir avec irritation après le fait et la raison[1]. » Sommes-nous capables de vivre l'incertitude, les mystères et les doutes ? Cette question est décisive. J'ai déjà fait par ailleurs l'éloge de la fragilité, compagne nécessaire de nos existences, dont il est préférable de se faire une alliée[2]. L'intuition du génial Keats renforce la conviction du psychanalyste à l'écoute de ses pairs humains.

Nous allons donc suivre cette voie étroite et sinueuse pour partir à la découverte de notre inconscient, à travers différents témoignages…

---

1. PHILLIPS A., *Trois capacités négatives*, L'Olivier, 2009.
2. TOMASELLA S., « Conscience et fragilité », *Le Coq-héron*, n° 203, Érès, janvier 2011.

Partie III

En pratique !

L'inconscient est le psychique lui-même et son essentielle réalité.
Sa nature intime nous est aussi inconnue que la réalité du monde
extérieur, et la conscience nous renseigne sur lui d'une manière
aussi incomplète que nos organes des sens sur le monde extérieur.

S. Freud, *L'interprétation des rêves*

Nous avons noté que l'inconscient se manifeste souvent de façon détournée ou incongrue, par des messages étranges ou des signes surprenants : rêves, lapsus, actes manqués, oublis, bévues, troubles, etc. Nous avons perçu que l'inconscient est aussi un formidable réservoir d'inspiration pour l'invention sous toutes ses formes, et notamment pour la création artistique. Il est maintenant nécessaire de quitter les considérations générales pour s'aventurer le long de sentiers singuliers. Les formations de l'inconscient[1] d'une personne ne sont pas celles d'une autre ; nous allons le constater.

Si la visée fondamentale d'une psychanalyse est de s'ouvrir à l'existence de l'inconscient et de tenter de rendre intelligibles ses manifestations, son dessein thérapeutique est d'aider le sujet à « aimer et travailler », selon les mots mêmes de Freud. Patient et psychanalyste cherchent *ensemble*, à partir des formations de l'inconscient émergeant peu à peu dans la relation psychique très intime (non corporelle et non sexuelle) qui se tisse entre eux au fil des séances.

---

1. Si Freud parle de *manifestations* de l'inconscient, Lacan emploie le terme *formations*. Nous reprendrons tour à tour ces deux expressions.

> « La fonction du psychanalyste n'est-elle pas d'entendre
> toutes les demandes, non pas pour leur répondre, mais
> pour les déplacer, les éclairer, les dissoudre ? [...] La psy-
> chanalyse se parle directement à la première personne,
> ou en perte, ravissement ou douleur[1]. »

Déclinons quelques expériences très personnelles à partir d'histoires de psychanalyses parmi tant d'autres, aux dévoilements parfois bouleversants...

---

1. Kristeva J., *Au commencement était l'amour*, Hachette, 1985, p. 7 et 12.

Débusquer ces fantasmes
qui peuplent notre inconscient

Par mégarde le soir s'est habillé de froid.
Derrière les carreaux brouillés, tous les enfants voient
un bel arbre jaune se changer en oiseau.
Le soir s'est allongé le long de la rivière et
sur les toits frissonne une rougeur de pomme.

Federico García Lorca, *Paysage*

Un fantasme désigne une fiction, une construction imaginaire, une illusion. Le propre du fantasme est d'échapper au réel, d'exclure la réalité et surtout la possibilité de contact avec elle. Souvent, le montage fantasmatique prend la forme d'une mise en scène ou d'un scénario. Si la fantaisie et le rêve expriment les désirs de la personne, les fantasmes, eux, manifestent surtout ses besoins et ses pulsions. Ces poussées non apprivoisées l'entraînent souvent à agir sans réfléchir.

> « Là où il y a fantasme, il y a refoulement. [...] Les fantasmes comme les mythes sont là pour faire écran devant une réalité amère. Les fantasmes s'efforcent de toute leur puissance de parure de couvrir le drame, d'en assourdir le bruit[1]. »

---

1. TOROK M., « Le fantasme », *Une vie avec la psychanalyse*, Aubier, 2002, p. 91.

Un fantasme est une production artificielle dont le but est de camoufler la réalité. Plutôt que de constater ce qui est, ce truquage protecteur[1] vise à faire « comme si de rien n'était » ou « comme s'il en était autrement ». Il est à l'origine de nombreuses *fausses croyances*, auxquelles l'individu peut s'accrocher aveuglément toute son existence.

L'homme que je ne suis pas

Je ne sais en quels temps c'était, je confonds toujours présent et passé
Comme je mêle la mort et la vie – un pont de douceur les relie.

Léopold Sédar Senghor, *Éthiopiques*

Comme beaucoup de femmes qui ont grandi avec un père, des frères, des oncles arrogants ou qui ont été écrasées par la place prépondérante que leur mère accordait aux garçons, Sofia aurait préféré être un homme. Toute son existence s'est construite autour d'une revendication à faire entendre et d'une revanche à prendre : à défaut d'être un homme, elle veut être meilleure qu'eux.

Lorsqu'elle commence sa psychanalyse, Sofia vient de prendre sa retraite. Elle se sent très déstabilisée par son nouveau rythme de vie. En même temps, elle déplore les nombreux problèmes de santé qu'elle a depuis qu'elle a arrêté de travailler. Très déprimée, Sofia consacre les premières consultations à critiquer l'environnement matériel qui l'entoure. Elle passe ainsi plusieurs séances à déprécier les peintures accrochées au mur, une par une, de manière systématique. Cela lui permet de commencer à percevoir que la mort, l'immobilité et l'enfermement

---

1. Maria Torok précise que le fantasme est une protection imaginaire contre une irruption dans le vécu intérieur du sujet, qui fait l'expérience d'un « hiatus dans sa continuité ». *Ibid*, p. 76-91.

qu'elle semble y trouver sont, en réalité, en elle. En fait, Sofia est très en colère contre elle-même.

Quelque temps plus tard, Sofia se rend compte que sa vie professionnelle a été pour elle le terrain privilégié, si ce n'est unique, pour affirmer sa valeur. Elle travaillait beaucoup ; elle faisait tous les efforts nécessaires pour être irréprochable et surpasser ses collègues masculins. Cette immense tâche lui a laissé peu de repos durant sa carrière professionnelle. Après avoir retenu ses larmes pendant des décennies, Sofia laisse s'échapper son chagrin en flots douloureux. Elle pleure aujourd'hui le fait d'avoir consacré tant d'énergie à son travail et d'avoir été si seule, en fin de compte.

Sofia perçoit aussi comment sa peur de gêner et sa volonté de ne pas déranger les autres l'ont peu à peu confinée dans un isolement. C'est elle, maintenant, qui se sent rejetée et exclue. Avec le recul, Sofia s'interroge sur ce qu'elle s'est imposée à elle-même. Elle s'aventure à fouiller les tiroirs, les placards et les pièces condamnés de son histoire, ces lieux oubliés où elle n'était plus allée fureter depuis des décennies. Petit à petit, elle dessine elle-même le « schéma directeur » qui a organisé sa vie de femme. Sofia naît après la disparition de son frère aîné, mort en bas âge. Son père n'avait alors pas réussi à faire le deuil de son fils, décédé à la suite de brûlures lors d'un accident. Il demande donc inconsciemment à sa fille de remplacer le garçon disparu brutalement. Sofia reçoit inconsciemment cette demande non dite, qui préside à sa conception, comme un impératif catégorique auquel elle croit ne pas pouvoir échapper. Toute son enfance, toute son existence est une tentative pour être à la hauteur de l'exigence inaugurale de son père. Sofia s'y est contrainte pour ne pas décevoir ses parents[1]. Elle repère à quel

---

1. Ce type de « demande » inconsciente vient parfois du père, parfois de la mère ; certaines fois, elle provient d'un des parents tout en étant relayée par l'autre ; d'autres fois encore, elle émane des deux parents.

point toutes ces années durant lesquelles elle s'est forcée
à correspondre à ce que son père attendait d'elle, puis à
faire mieux que ses collègues hommes, l'ont épuisée et
usée... Sofia découvre également qu'elle a su préserver
une part intacte en elle. Curieusement, la petite Sofia
s'évanouissait souvent. Elle appréciait ces moments de
« syncope », ces crises d'épilepsie durant lesquelles elle
pouvait échapper à la trop dure « loi » d'être *un* autre.
Aujourd'hui, Sofia constate qu'elle n'a plus besoin d'avoir
recours à ces symptômes neurologiques impression-
nants ; elle est heureuse de pouvoir se passer de neuro-
leptiques. Même si elle se sent encore très seule, elle
développe la part enfouie de son être, sa féminité créative et heureuse. Sofia réalise de belles peintures sur
soie[1] ; elle participe activement aux activités d'une association humanitaire en faveur des exilés ; elle s'accorde
enfin du temps pour prendre soin d'elle...

La recherche de Sofia sur elle-même lui a permis de mettre à
jour l'*archogenèse*[2] de son existence, c'est-à-dire les croyances,
les fantasmes et les mythes qui ont déterminé sa conception.
Ces éléments peuvent aussi organiser la constitution d'un
groupe (famille, association, entreprise, administration).

Le cheminement de Sofia concernant les manifestations de
son inconscient est intéressant :

- dans un premier temps, elle maintient le contrôle
  rationnel qui lui a permis de réussir une brillante car-

---

1. Il est intéressant d'entendre aussi « peinture sur soi » : s'exprimer
   par la peinture...
2. Création des fondements d'une identité personnelle ou d'une institu-
   tion. Voir TOMASELLA S., *Vers une psychanalyse de la marque et de ses
   expressions*, *op. cit.*

rière professionnelle et refuse toute possibilité de s'ouvrir à sa sensibilité, donc à son inconscient ;

- dans un deuxième temps, sa muraille se fissure, puis cède. Sofia accède à des souvenirs enfouis, aux sensations souvent douloureuses qui y sont rattachées, et retrouve la trame profonde de son histoire singulière ;

- dans un troisième temps, Sofia se laisse aller, se détend, perçoit qu'elle n'est pas en danger, même si elle arrête de tout surveiller. Elle prend alors contact avec les ressources créatives de son inconscient.

Cette question de l'identité sexuée inconsciente en opposition avec soi-même ou en rivalité avec les autres peut prendre d'autres formes, parfois plus directement liées à la vie affective et sexuelle.

La femme cachée en moi

> *Quand j'y songe aujourd'hui les étoiles trichèrent*
> *Le vent charriait trop de rêves dérivés.*
>
> Aragon, *La nuit d'exil*

Un des apports flagrants de plus d'un siècle de psychanalyse concerne la réalité d'une part féminine et d'une part masculine chez tout être humain, indépendamment de sa sexuation[1]. Même si cela semble largement acquis d'un point de vue théorique, il est beaucoup moins aisé de laisser venir à la conscience cette part *autre* en soi, et de l'accepter.

---

1. Regarder, par exemple, le film *L'homme est une femme comme les autres* (J.-J. Zilbermann, France, 1998).

Amir est un brillant homme d'affaires d'une trentaine d'années, affable, enthousiaste et sympathique. Il consulte parce qu'il souffre de solitude, malgré les nombreuses occasions de sorties et de mondanités dont il profite autant qu'il peut. « Ma vie n'a pas de sens », déplore-t-il. Son exceptionnelle réussite professionnelle et sociale ne le rend pas heureux, pas plus que son éclatante « réussite sexuelle ». Amir est un grand séducteur, qui conquiert de très nombreuses femmes avec facilité. Il précise être devenu « un expert des jeux sexuels » : il les leur propose pour les appâter et se faire passer auprès d'elles pour un homme irrésistible. Pourtant, Amir n'a jamais aimé une femme, il n'est jamais tombé amoureux. Il collectionne les conquêtes, les aventures, les corps, mais n'a pas encore vécu de relation suivie. D'ailleurs, il a tendance à affirmer que « les femmes sont bêtes ». Comment sont ses relations avec les hommes ? « Très bonnes », dit-il. Il a de nombreux amis, et les seules personnes qu'il ait vraiment aimées sont des hommes, souvent plus âgés que lui.

À son être défendant, Amir prend conscience de la place centrale qu'occupent certains hommes dans sa vie affective. Il comprend que la *libido*[1] n'est pas forcément directement sexuelle et génitale. La sienne est orientée vers les hommes. Ses jeux érotiques avec les femmes sont-ils un dérivatif ? Amir découvre petit à petit, non sans réticences, qu'il s'ingénie à donner aux femmes le plaisir qu'il aimerait qu'un homme lui donne. Cette information était tapie au fond de lui, bien camouflée par les ruses de sa censure morale et sa puissance de refoulement. Au fond, il se sent femme, il aimerait être une femme, désirable pour un homme. Alors, qu'en est-il de sa sexualité avec ses conquêtes féminines ? Elle est, à chaque fois, un acte

---

1. Depuis Freud, les psychanalystes utilisent le terme *libido* pour désigner l'énergie psychique. Même si elle est notamment affective, au sens large, il s'agit surtout de la force de vie présente en chacun.

de bravoure pour se montrer méritant et valeureux aux yeux de son père, qui compte tant pour lui, et de ses amis masculins plus âgés, qui ont eux aussi une très grande place dans son existence. « J'étais devenu un spécialiste de leurs fantasmes : je les appliquais à la lettre. »

Pour Amir, homme du Maghreb, cet aspect de sa vie intérieure n'est avouable qu'auprès de son psychanalyste. Il ne pense pas pouvoir en parler, même à son meilleur ami. « J'ai trop peur du jugement des hommes que je connais, surtout de mon père. Il me tuerait s'il savait cela. » Vraiment ? Il insiste : « Oui, je ne plaisante pas ! » Néanmoins, même si Amir ne se sent pas capable de vivre sa vie extérieure en accord avec son intériorité révélée, il connaît désormais les fondements de sa « chasse à la femme » et les comportements artificiels qui en découlent. Il préfère alors faire une pause et prendre le temps d'attendre qu'une femme le touche, l'émeuve pour autre chose que pour de la sexualité. Il est sûr que la femme sensible et désirante qu'il a dévoilée *en lui* saura entrer en amitié avec une autre femme, et que de cette relation-là pourra, peut-être, naître un amour véritable. Pour l'instant, dans sa vie professionnelle, Amir décèle qu'il est devenu beaucoup plus enclin à travailler avec des femmes, à les considérer d'égale à égal, à accepter leur intelligence, à accueillir leurs idées et leurs suggestions…

Amir a fait un long chemin pour aller à la rencontre de la femme qui « se cachait » en lui, grâce à une redoutable mise en lumière d'un grand pan de son inconscient. « Rien ne sera comme avant, dit-il, je ne suis plus le même… »

Même si, suivant les cultures et les contextes sociaux, les hommes ne peuvent pas facilement affirmer ou simplement exprimer leur part de féminin intérieur, Amir a pu développer en lui un univers neuf de sensibilité, qui ne demandait qu'à s'épanouir et dont il est fier aujourd'hui.

Se désencombrer des fantasmes des autres

> *Je ne suis qu'un miroir aveugle du sommeil.*
>
> Aragon, *Elsa*

Comme Amir ou Sofia, beaucoup de personnes décèlent qu'elles ont été encombrées par les fantasmes des autres[1]. Un tel envahissement est d'autant plus puissant qu'il est :

- *trivial*, car la crudité brutale de la trivialité déstabilise profondément. Elle révoque la fierté d'être un humain, profondément respectable et valeureux dans son unicité, à travers sa sensibilité, sa présence corporelle et sa pensée originale. Amir se souvient comment il a été marqué par les propos obscènes de son père sur les femmes ou sur la sexualité ;

- *faussé* par la négation de la personnalité individuelle, négation visant à mettre tout le monde sur le même plan, le plus bas possible, et à empêcher l'émergence de différences. Puisque tout n'était finalement qu'une affaire de sexe pour son père, Amir a cru que devenir un homme et être un adulte consistait avant tout à être performant dans le domaine sexuel ;

---

1. Ici encore, les fantasmes imposés peuvent venir d'un parent, de l'autre, ou des deux, quelle que soit la sexuation anatomique de l'enfant. Ils peuvent aussi être amplifiés et relayés par d'autres membres de l'entourage.

- *banalisé*, c'est-à-dire présenté comme la coutume familiale, la norme sociale, la règle culturelle absolue à laquelle il est impératif de se soumettre[1]. Amir ou Sofia ont longtemps considéré comme « normale » la place inférieure de la femme par rapport à l'homme.

Embarrassée d'éléments étrangers, parfois saturée par les croyances des autres, l'identité personnelle ne peut se constituer puis se déployer, puisque ces fantasmes imposés de l'extérieur finissent par créer une fausse identité standardisée, une personnalité passe-partout.

« Nous ne naissons pas humains, nous le devenons », affirmait Érasme. Nous ne devenons humains que si nous le choisissons vraiment, ce qui implique d'accepter de percevoir les réalités telles qu'elles sont. C'est l'œuvre de toute une existence. Il est nécessaire de prendre pied dans le réel, c'est-à-dire nous incarner, de renoncer aux croyances et aux fantasmes auxquels nous nous accrochons comme un coquillage à son rocher, prétendant en faire des vérités. Nous dégager peu à peu des fantasmes qui nous encombrent nous met face à un vide souvent inquiétant, nous laissant libres de définir pour nous-mêmes les *repères vivants* qui sont ou seront les nôtres.

---

1. Il s'agit là d'une des nombreuses manifestations de la haine sous couvert de « normalité » ou de normalisation. Voir TOMASELLA S., *La perversion : renverser le monde*, Eyrolles, 2010.

Dévoiler ces obscures poussées
vers la jouissance

Laissez-moi monter au moins vers ses hautes balustrades,
laissez, laissez-moi monter à ces vertes balustrades,
aux balustres de la lune d'où l'eau retombe en cascade.

Federico García Lorca, *Romance somnambule*

Il arrive que nous nous sentions dépassés par ce que nous disons ou ce que nous faisons, débordés par un énervement, une excitation ou d'autres mouvements d'humeur. Ces occasions particulières nous permettent de constater qu'il existe en nous des *forces* souterraines. Elles exercent sur nous des pressions plus ou moins faciles à endiguer et à orienter dans le sens de ce que nous souhaiterions vraiment. Freud a donné à ces forces le nom de *pulsions*[1]. Elles sont à la fois des impulsions, des tendances, des poussées, des flambées qui nous meuvent de l'intérieur et qui nous poussent à parler ou à agir pour jouir, d'une façon ou d'une autre – et même pour jouir *encore plus*[2]. La plupart de nos pulsions sont incons-

---

1. FREUD S., « Pulsions et destins des pulsions » (1915), *Métapsychologie*, Gallimard, 1968.
2. Si, pour Freud, la décharge pulsionnelle cherche la satisfaction (la jouissance), pour Lacan, elle s'ingénie à apporter plus de jouissance, ce qu'il appelle un « plus de jouir »…

cientes. Une grande partie de la recherche en psychanalyse va consister à essayer de rendre conscients, outre nos fantasmes, nos divers mouvements pulsionnels.

Prétendre que nous savons maîtriser nos pulsions ne veut pas dire que nous en soyons venus à bout. Le propre de ces mouvements qui poussent, et font pression sur nous, est de « faire retour », comme tout ce qui est refoulé : nous les chassons par la porte, ils reviennent par la fenêtre ! En revanche, nous pouvons choisir de plus en plus délibérément ce que nous faisons de notre énergie vitale, qui pulse sans cesse en nous. Il ne s'agit pas pour autant de nous vider de notre sève.

> Myriam est une femme d'une très grande vitalité. Elle parle d'une voix puissante, de façon très affirmée. Ses jolies rondeurs clament haut et fort sa gourmandise riante, son amour de la vie. Généreuse, Myriam est très respectée dans son métier, auquel elle se consacre avec passion. Derrière cette jovialité qui la caractérise se niche pourtant une grande détresse. À cinquante ans passés, Myriam regrette que « sa vie affective soit une telle suite d'échecs et de déboires ». Très sentimentale et passionnée, Myriam s'interroge sur son incapacité à vivre des relations de qualité.
>
> Myriam prend d'abord le temps de consacrer son énergie intérieure à vivre le deuil très ancien de son père, mort lorsqu'elle avait trois ans. Faute d'avoir été accompagnée, elle avait complètement escamoté ce deuil. Pour elle, une façon plutôt radicale d'oublier sa tristesse et de fuir ses moments de déprime avait été de laisser libre cours à ses pulsions sexuelles.

Puis, lors d'une nouvelle phase d'exploration, Myriam pleure en percevant à quel point elle ne sait pas se faire respecter dans sa vie intime. Elle part à la recherche de ce qui est pour elle une source de si grandes souffrances. Myriam commence à déceler que c'est elle-même – avant tout autre – qui ne se respecte pas. Bien souvent, la formidable vitalité de Myriam se retourne contre elle : elle se dénigre, se déprécie, se dévalorise. Ces moments d'auto-sabotage sont souvent couplés à des « crises de boulimie ». Myriam reconnaît qu'elle se salit, se souille. Que se passe-t-il alors en elle ? Quelles sont ces obscures poussées vers une jouissance morbide ?

Myriam ne découvre pas tout de suite l'enchaînement infernal qui fut celui de sa vie. Puis un jour, après plusieurs longues nuits d'angoisse, son inconscient recrache tout en un bloc indigeste : submergée par les émotions, elle raconte ce qu'elle avait tu jusqu'alors[1]. La mère de Myriam élevait seule trois enfants. Elle se prostituait pour payer le loyer « en nature ». Myriam était témoin de l'étrange commerce de sa mère, qui l'appelait « la merdeuse ». Quand elle eut douze ans, le propriétaire vicieux demanda à utiliser la fille plutôt que la mère. L'infâme contrat fut accepté par la mère… L'homme que Myriam épousa plus tard la traita de manière tout aussi dégradante et lui fit subir une sexualité immonde qui la rendit honteuse d'être une femme. Vers la cinquantaine, elle crut vivre une passion amoureuse avec un homme marié qui ne l'aimait pas et l'utilisait comme jouet sexuel. Myriam se sentait détruite, « castrée », désormais sans désir, puisque tous ses élans de vie avaient été brisés un par un depuis qu'elle était toute petite… Alors, ses ardeurs vers les autres *se renversèrent* en assauts de destruction contre elle-même. Parce qu'elle avait été

---

1. Voir TOMASELLA S., *La traversée des tempêtes – Renaître après un trauma-tisme, op. cit.*

« fécalisée[1] » par sa mère, elle se « fécalisait » elle-même
en se traitant comme un excrément. Parce qu'elle avait
été abusée et souillée par tant d'hommes, elle se salissait
par des injures contre elle-même ou des moments de destruction durant lesquels elle se goinfrait à s'en faire vomir.
Combien de fois Myriam s'en est-elle voulu d'être aussi
vulnérable face à ses pulsions... Ces poussées vers la
jouissance, y compris celle de se détruire, reflétaient le
chaos intérieur encore inconscient dans lequel vivait
Myriam. Au fil de longs mois d'exploration courageuse,
ce chaos s'apaisa pour laisser place à une nouvelle vie,
orientée vers un des vœux les plus profonds de Myriam :
se former pour accompagner les mourants.

L'histoire de Myriam illustre de quelle façon nos pulsions,
et les *répétitions* qu'elles entraînent, restent longtemps
obscures à nos yeux. Ce n'est qu'en nous retournant sur nos
pas, pour regarder en arrière, dans notre histoire, et au-
dedans, à l'intérieur de nos modes de fonctionnement, que
nous pouvons déceler petit à petit ce que ces répétitions
révèlent de notre inconscient, inaccessible jusque-là. Libre à
nous, ensuite, de constater que nous pouvons prendre
l'initiative sur nos pulsions, donc changer notre façon
d'exister et d'être en relation avec les autres.

© Groupe Eyrolles

---

1. Elle était considérée, désignée et traitée, de manière répétée, comme
    un déchet immonde et répugnant.

Cheminer vers une éthique de l'être humain

Sur le ciel noir, des serpents de feu jaunes.

Federico García Lorca, *Lamentation de la mort*

Suites aux désastres engendrés par la guerre de 1914-1918, première guerre à la fois mondiale et industrielle, Freud réfléchit à la mort. Ses trois fils ont participé à cette guerre dévastatrice ; sa fille Sophie décède peu après, en 1920. Dans ses recherches sur l'inconscient, il s'interroge sur la répétition de situations douloureuses ou problématiques, répétition qui peut parfois sembler inexorable. Freud en vient à faire l'hypothèse de *pulsions de mort* coexistant à côté de *pulsions de vie*. Thanatos, qui est à la fois mort, isolement et discorde, vient parfois contrecarrer les élans d'Éros, qui est vie, relation et amour[1]. Reste que le choix de la destruction de soi, d'autrui ou de l'environnement, choix qui peut aller jusqu'à la guerre, est une spécificité du genre humain. Tout homme devient alors *responsable* de ce qu'il construit ou de ce qu'il détruit, du fait d'encourager la solidarité et la vie, ou de favoriser l'égoïsme aveugle et la mort. Dans

---

1. FREUD S., « Au-delà du principe de plaisir » (1920), *Essais de psychanalyse*, Payot, 1968, p. 7 à 82.

chaque histoire individuelle, cette orientation vers la vie, ou vers la mort, vient parfois se nicher au plus intime de l'être.

Qu'est-ce que l'intime ? Ce mot désigne tout ce qui est intérieur, profond, personnel, privé et réservé : ce qu'il y a de plus vrai et de plus précieux en soi ; le plus fragile, le plus frémissant, le plus palpitant. Ainsi, les sentiments et la sexualité font partie de la sphère intime. La *pudeur*, qui se développe nettement chez l'enfant à partir de quatre ans, est une disposition nécessaire pour protéger son intimité, la faire respecter et développer ses potentialités, y compris inconscientes.

> Thierry est un magistrat d'une quarantaine d'années. Il vient consulter, car il se plaint d'ennui, de l'« absurdité de son existence » et d'un « isolement qui a toujours existé, mais qui commence à peser ». Derrière son arrogance et son assurance, cet homme dur et sec laisse percevoir un grand vide intérieur. « Je suis un tueur », affirme-t-il très vite, en se glorifiant d'impressionner tous ses collègues au tribunal par ses critiques acerbes et ses décisions impitoyables. Il avoue sa recette : « Je ne fais confiance à personne et je remets tout en cause, c'est cela ma force. » Thierry a choisi ce métier précisément parce qu'il n'a « de comptes à rendre à personne ». Il apprécie surtout de « remettre les autres à leur place, de les impressionner et, même, de les punir »...
>
> Quelques mois plus tard, après avoir décrit avec délectation le « sadisme ordinaire d'un juge de province[1] »,

---

1. Ce sont les mots exacts de cet homme sur lui-même au début de son long périple. Il est vrai que toute position d'autorité peut être utilisée pour prendre le pouvoir sur l'autre, voire être cruel à son égard, que ce soit à l'école, en famille, au travail, dans l'univers carcéral ou dans la sphère politique.

Thierry commence à oser parler de préoccupations plus personnelles. Peu à peu, il découvre avec une stupéfaction irritée qu'il n'a pas encore vécu de relation amoureuse, qu'il n'a pas de vie intime, qu'il ne sait pas vraiment ce qu'est l'intimité... et pourtant, son activité sexuelle est plutôt débordante ! Elle était même pour lui, jusqu'alors, une source intarissable d'orgueil et d'autosatisfaction. Thierry consacre beaucoup de temps au sport, à la musculation, et s'est longtemps cru un partenaire sexuel indépassable.

L'exploration des manifestations de son inconscient (cauchemars, maladresses inopinées, récurrences étranges, pertes de mémoire, puis ponctuellement hallucinations visuelles et brefs moments de délire) lui permet de repérer progressivement certaines de ses croyances, puis la façon dont il se situe en tant que personne et dans sa relation aux autres. Par exemple, Thierry avait besoin d'impressionner ses acolytes sexuels (le plus souvent des femmes, parfois de jeunes hommes) pour forcer leur soumission. Seule cette servilité pouvait assurer sa jouissance.

Les mois continuent à passer, avec certaines séances durant lesquelles Thierry parle peu, ou même se mure dans un mutisme obstiné, d'autres au contraire où il vitupère contre la psychanalyse ou son psychanalyste, d'autres enfin auxquelles il préfère ne pas venir (malgré le paiement qu'il sait devoir régler, ce qu'il fait en maugréant la séance suivante). Un cauchemar qui l'intrigue lui révèle qu'il se situe, en fait, *en deçà de la sexuation* : pour lui, il n'y a pas de différence entre un homme et une femme. Peu importe le sexe de l'objet qu'il convoite, pourvu qu'il lui obéisse et lui apporte la jouissance qu'il exige. Cette découverte le plonge dans une profonde méditation sur lui-même, sur ses rapports avec les autres et sur son existence.

Suit une période d'abattement, première forme de *sensibilité*, qui l'aidera à accepter à quel point il a été un individu insensible jusqu'alors, refusant délibérément de se lier et de s'engager. Son psychanalyste lui fait remarquer, une séance plus tard, qu'il a le courage de maintenir son lien avec lui et de s'engager dans une recherche qui ne l'épargne pas. Pour la première fois, Thierry exprime alors un sentiment positif à l'égard de l'être humain qui le reçoit et l'écoute plusieurs fois par semaine. Sa psychanalyse avance. Après avoir vu un film intitulé *Un prophète*[1], Thierry énonce pour la première fois réellement sa façon d'être au monde : « Je suis dans la haine, je vis dans la haine, l'autre ne m'intéresse que si je le hais. » Cette haine est le moteur de son travail, mais aussi de la façon dont il « fabrique le sexe », dont il « fait du sexe » avec les autres. Il s'explique : « Moi, je suis un sexe[2] ; l'autre, quel qu'il soit, est un trou », le lieu concret où il met en œuvre la haine[3], sous forme de « tuerie ». Cette révélation ne lui plaît guère. Elle le met en colère contre lui-même et en rage contre son psychanalyste qui en est témoin, mais elle l'aidera à accéder peu à peu au *sentiment de tristesse* qu'il n'avait plus éprouvé depuis qu'il était petit garçon...

Quelques années plus part, Thierry ne se considère plus comme un « prédateur ». Son corps et son sexe ne sont plus des « armes ». Il a changé de visage, d'allure, de démarche, de façon de s'habiller et de parler. Selon lui, sa

---

1. AUDIARD J., France, 2008.
2. Pour préciser les représentations inconscientes de cet homme, ajoutons qu'il ne concevait son sexe qu'en érection, érigé comme un totem ou un monument, mais aussi comme une arme (blanche principalement).
3. Même si, de fait, elle s'oppose farouchement à la compassion, au désir et à l'amour, la haine n'est pas du même registre puisqu'elle est la négation radicale de toute forme d'humanité, donc d'éthique et de relation.

> sexualité est devenue plus « vraie ». Son affectivité s'est orientée vers une femme qu'il dit « apprécier et respecter ». Thierry a demandé, puis obtenu, une mutation dans une ville éloignée. Lors de sa dernière séance, il confie à son psychanalyste qu'il ne pratiquera plus son métier comme avant.

En commençant sa psychanalyse, Thierry était loin d'imaginer ce qu'il allait découvrir des années plus tard : son être profond, réel, encore complètement non conscient. Un jour, il se vit tel « un champ de bataille après les combats, jonché des cadavres des morts et des agonisants ». Ce type d'images fulgurantes surgissait de son inconscient durant les séances, le renseignant sur lui-même et sur sa vie intérieure jusqu'alors occultée.

Thierry avait réalisé qu'il avait la « tête complètement farcie par des idées obscènes », seules idées qui lui tenaient lieu de pensées. Il voyait son cerveau « avec des cratères ». « Je ne me rendais pas compte que j'étais si creux et que mon existence était si vide », précisa-t-il. Privé de toute possibilité de développer en lui un monde intime, il niait que l'autre puisse souhaiter voir son intimité respectée. Comme un matador, il avait consacré son existence d'adulte à utiliser son sexe (autant que sa parole et son métier) pour « mettre à mort » les autres et les « sacrifier sur l'autel de la haine »[1]...

Pendant longtemps, Thierry avait délibérément refusé toute considération éthique, ses actions n'étant dictées que par son intérêt strictement personnel et immédiat. Puis, progressivement, le cynisme avait laissé place à la *surprise* : Thierry était étonné – et finalement heureux – de vivre cette aventure qu'est une psychanalyse, et de découvrir chemin faisant ce qu'il se cachait à lui-même. Quitter toute forme de mépris lui permit de découvrir aussi que l'*autre existe*, et que c'est un étonnement joyeux de se mettre en mouvement vers lui, pour le connaître peu à peu.

Les personnes comme Thierry ont laissé leurs pulsions de mort envahir leur existence et prendre le dessus sur leurs pulsions de vie. Ce choix est plus ou moins conscient, donc plus ou moins cynique. Lorsqu'un tel choix se révèle au cours des pérégrinations d'une psychanalyse, il est possible pour le sujet d'entrer dans la dimension de l'éthique et de s'y inscrire. Que puis-je penser, dire et faire de mon histoire et de ce que je suis ? Dans quelle mesure j'accepte d'en répondre ? Si je le désire, comment puis-je décider de me transformer ? L'autre a-t-il une importance à mes yeux ? Laquelle ? Suis-je prêt à l'écouter, à entendre ce qu'il me dit, à tenir compte de ce qu'il est et de ce qu'il affirme ? Suis-je disposé à le respecter, même s'il ne me ressemble pas, me contredit ou vit différemment de moi ?

Ces questions, et tant d'autres, sont celles qu'un être humain peut se poser lorsqu'il choisit de s'engager dans une démarche éthique.

---

1. Le mythe grec du Minotaure, monstre à corps d'homme bestial et à tête de taureau, symbolise cette réalité du cannibalisme sexuel. Le Minotaure exigeait que lui soient livrés des jeunes filles et des jeunes gens qu'il dévorait après les avoir violés. Avec l'aide et la présence d'Ariane, grâce à leur *lien humain* (le fil d'Ariane), Thésée réussira à mettre fin à la tyrannie profanatrice du monstre barbare.

Comprendre que *je* est désir

Deviens qui tu es.

Pindare

L'expérience clinique[1] de nombreux psychanalystes depuis Freud leur a permis d'insister sur une découverte sans cesse renouvelée, à chaque psychanalyse avec chaque patient : la clef de l'existence de tout sujet humain est le *désir*. Ni pulsion, ni besoin, ni demande, ce désir profond, qui dit l'être réel, naît du manque. Il se manifeste dans un premier temps en creux, en négatif. Pour une part, ainsi en est-il aussi de l'inconscient.

L'image du « creux » indique ce que je ne suis pas ou pas encore, ce que je n'ai pas ou pas encore, ce que je n'exprime pas, mais qui pourtant est là et me constitue. La métaphore du « négatif » désigne comme en photographie ce qui est potentiel et qui peut être révélé. Elle peut évoquer aussi une dimension encore plus vaste : infini insaisissable et impossible à maîtriser ; passé à jamais révolu ; monde du subtil et de l'invisible qui m'échappe tout en m'environnant...

---

1. La « clinique » désigne le travail pratique du psychanalyste avec ses patients dans son « laboratoire » (son cabinet).

Nourrisson, enfant, adolescent, adulte, vieillard, femme, homme, quelles que soient sa culture, son orientation sexuelle, la philosophie dont il est proche, sa confession, chaque être humain est une personne, chaque sujet est unique. Il est le seul à pouvoir dire « je », en son nom : je sens, je désire, je pense, je vis, je suis, etc.

À plus de quarante ans, Cassandre vient de nouveau consulter après deux premières périodes de psychanalyse qui lui ont déjà beaucoup apporté. Très vive et décidée, Cassandre est familière des formations de son inconscient, jusque dans ses symptômes physiques et psychiques. Elle est à l'aise avec les réalités de sa vie intérieure et se met facilement à la recherche du sens caché de ce qui la préoccupe, même dans ses relations avec ses collègues et avec ses proches. Elle bénéficie d'une vraie souplesse, qui lui permet de s'interroger sur ses intentions réelles, sur sa participation aux conflits ou aux différends, sur sa position de fond et sur sa responsabilité, qu'elle engage avec courage dans ses prises de parole et dans ses actes, autant au travail que dans sa vie privée.

Pourquoi Cassandre inaugure-t-elle donc un troisième épisode de psychanalyse avec un thérapeute différent des deux premiers ? Après un divorce, un déménagement et une formation pour devenir cadre dans une administration, Cassandre se sent parfois perdue entre ses repères d'hier et ceux d'aujourd'hui, qu'elle est en train d'inventer et de mettre en place. Par ailleurs, un de ses collègues lui fait une cour assidue, qui la gêne sans qu'elle comprenne pourquoi. Certes il est marié, mais au-delà de l'incongruité de sa démarche de séduction, ses avancées vers elle se concluent à chaque fois par un recul silencieux, suivi d'une pause dans leur relation. Cassandre comprend que ce n'est pas à elle de « faire tout le travail à la place de l'autre », de « ramer pour deux », de s'engager pour lui, etc. Quoi qu'il lui en coûte, elle renonce à ce début de relation trop bancal et repère que dans son histoire avec ses parents, sans cesse en mésentente, elle a dû chaque fois faire l'effort d'aller vers eux pour être considérée et entendue, quand elle pouvait l'être.

Un autre aspect de son existence l'amène à s'interroger : Cassandre a une parole vraie, franche, directe. Elle dérange souvent, dans ses relations professionnelles surtout, et craint d'être « mise sur la touche ». Cassandre découvre qu'au fond de son inconscient se nichait encore une croyance invalidante : elle ne peut être légitime que si elle se conforme aux attentes (individuelles ou sociales) des autres... Cette révélation, d'abord perçue comme une désagréable surprise, la soulage. Plutôt que de faire profil bas et de chercher à se conformer à un modèle de bienséance, Cassandre comprend qu'au contraire, sa liberté d'être humain ne peut se laisser ligoter et raboter. Commence pour elle une phase d'acceptation profonde de la personne qu'elle est, et de l'impact positif sur les autres de sa parole sans détour. Si elle les interpelle sur leurs incohérences ou leurs erreurs, ce n'est pas pour leur être désagréable, mais par respect pour eux et pour favoriser la qualité de leur relation.

Cassandre affirme sa pensée, qui devient de plus en plus personnelle, de plus en plus précise et claire. De fil en aiguille, cette qualité de contact humain avec la réalité et avec les autres génère des effets positifs, y compris dans ses relations avec ses enfants, qui la trouvent transformée, et avec son nouveau compagnon, qui dispose de l'espace nécessaire pour développer avec elle un amour d'une grande profondeur. Heureuse, légère, rayonnante, Cassandre arrête sa psychanalyse.

Comme beaucoup d'autres femmes et hommes, Cassandre a progressivement découvert qui elle était vraiment à partir de ses *élans de vie* (son désir, de femme et d'être humain) et de ce qui lui semblait essentiel, à elle, qu'elle a pu affirmer et vivre.

Mieux se connaître et s'ouvrir aux réalités subtiles du psychisme, notamment à celles de l'inconscient, permet de ne plus être uniquement préoccupé et encombré par soi-même. Une nouvelle façon d'exister s'invente, qui crée entre soi et l'autre un espace de liberté et de confiance, espace qui permet aux proches d'exister, de s'exprimer et de s'épanouir. Chacun peut vivre ses élans et se mettre en mouvement vers la *connaissance* (de soi, d'autrui et du monde).

L'histoire de Cassandre n'est ni un miracle ni un conte de fées. Elle correspond, avec ses spécificités, à bien d'autres voyages vers et à travers l'inconscient. Partir à la recherche des manifestations de son inconscient favorise les métamorphoses et débouche sur *plus de vérité* sur soi-même et sur son histoire, donc sur plus de liberté, de joie, d'éthique, de création et d'amour. Tout cela n'est pas du tout théorique : l'ouverture à l'infini de l'inconscient est féconde, réellement !

Conclusion

Jette ton cœur devant toi, et cours pour le rattraper.

Proverbe arabe

Nous avons pu apercevoir à travers les exemples fournis que l'inconscient existe, qu'il se manifeste sous bien des formes et de façon chaque fois singulière, et que se mettre à l'écoute de l'inouï en soi produit immanquablement des effets tangibles sur soi-même et sur son existence.

Du point de vue de la méthode, c'est la *libre association* du patient (le fait de dire tout ce qui le traverse, sans se censurer) qui lui permet d'accéder peu à peu au sens caché, latent, des productions de son inconscient, au premier rang desquelles se situent les rêves.

Si la part la plus accessible de l'inconscient est constituée de toutes les représentations qui sont sous le coup du refoulement, parce qu'elles sont liées à des affects, des pulsions ou des souvenirs qui nous gênent ou nous sont désagréables, l'inconscient est plus largement lié à notre histoire, notamment notre histoire relationnelle depuis notre conception.

La recherche sur les formations de l'inconscient mène vers l'exploration de sa vie intime, donc de son affectivité et de sa sexualité, ainsi que de sa plus ou moins grande capacité à aimer et à être aimé.

Imprévisible, l'inconscient ne se réduit pas à l'imaginaire des fantasmes et des représentations refoulées, il s'étend aussi au réel des pulsions et de la jouissance, donc au réel apparemment inexorable des répétitions, ainsi qu'au désir et à une éthique de la connaissance.

L'éthique (humaine) n'est pas une morale (sociale). Elle est à la fois intelligence sensible et « désintéressée » des situations singulières[1] et attention particulière, faite de sollicitude et de responsabilité, portée à la personne de l'autre, à son « visage », à sa subjectivité irréductible et inaliénable[2]. L'autre est ici autant le proche humain que l'inconscient, cet *autre en soi*.

Aussi l'inconscient n'est-il pas à « interpréter », mais seulement à découvrir et à explorer. Il est comme une partition encore inconnue qu'un musicien déchiffre, lit et joue de façon personnelle. Libre, c'est-à-dire débarrassé des encombrements du « langage des autres[3] », le sujet devient lui-même l'interprète de son histoire et des manifestations de son inconscient.

---

1. BADIOU A., *L'éthique*, *op. cit.*
2. LÉVINAS E., *Éthique et infini*, Fayard, 1982.
3. Le langage des autres contient autant leurs fantasmes que les discours sociaux normalisés, les modes, les conventions, les consensus des idées toutes faites et des préjugés, les croyances véhiculées par la famille ou tel groupe social, les pulsions qu'ils nous imposent et les justifications morales qu'ils voudraient nous faire adopter pour nous aveugler sur leurs intentions réelles.

Le respect, de soi-même et de l'autre, requiert de ne pas se lancer dans de vaines tentatives de « psychanalyse sauvage », qui imposent des interprétations toutes faites souvent tirées de livres, plaquées *a priori*, sans la moindre attention portée au contexte et surtout à la personne. Seule cette dernière peut trouver en elle ce dont elle est porteuse. Il semble alors vital de garder en mémoire que « le psychisme est plus complexe que tous les modèles que nous pouvons en faire[1] ».

Accueillir et considérer les formations de l'inconscient telles qu'elles adviennent, sans *a priori* ni préjugés, a une portée personnelle autant que politique, de révolte et de subversion, qui permet de se libérer des consensus sous toutes leurs formes et des idéologies quelles qu'elles soient.

Alors, si ce petit livre peut apporter une modeste contribution à l'évolution des mentalités, que ce soit en encourageant celles et ceux qui le lisent à ne plus se laisser enfermer dans aucun système !

---

1. NACHIN C., *Sigmund Freud, sa vie, son génie, ses limites*, Bréal, 2010, p. 24.

Bibliographie

Nicolas ABRAHAM et Maria TOROK, *Le verbier de l'homme aux loups*, Flammarion, 1999.

Ferdinand ALQUIÉ, *Philosophie du surréalisme*, Flammarion, 1955.

Véronique ANDERSEN, *L'art pour comprendre le monde*, Actes Sud, 2003.

Louis ARAGON, *Les aventures de Télémaque*, Gallimard, 1997.

Hannah ARENDT, *L'existentialisme français*, Rivages, 2002.

Hannah ARENDT, *Qu'est-ce que la philosophie de l'existence ?*, Rivages, 2002.

Alain BADIOU, *L'éthique – Essai sur la conscience du mal*, Nous, 2009.

Henri BERGSON, *La pensée et le mouvant*, PUF, 2009.

Henri BERGSON, *L'évolution créatrice*, PUF, 2007.

Bruno BETTELHEIM, *Parents et enfants*, Robert Laffont, 1995.

Constantin CAVAFIS, *Poèmes*, Gallimard, 2003.

Françoise DOLTO, *Dialogues québécois*, Seuil, 1987.

Françoise DOLTO, *L'image inconsciente du corps*, Seuil, Points, 2000.

Émile DURKHEIM, *Sociologie et philosophie*, PUF, 2010.

Michel FOUCAULT, *La quinzaine littéraire*, 15 mai 1966.

Sigmund FREUD, *Essais de psychanalyse*, Payot, 2001.

Sigmund FREUD, *Le mot d'esprit et sa relation à l'inconscient*, Gallimard, 1992.

Sigmund FREUD, *L'inquiétante étrangeté et autres essais*, Gallimard, 1988.

Sigmund FREUD, *L'interprétation du rêve*, PUF, 2010.

Sigmund FREUD, *Métapsychologie*, PUF, 2010.

Sigmund FREUD, *Psychopathologie de la vie quotidienne*, Payot, 2001.

Jean GENET, *Le funambule*, L'Arbalète, 2010.

Julia KRISTEVA, *Au commencement était l'amour*, Hachette, 1985.

Jacques LACAN, *Écrits*, Seuil, Points, 1999.

Jacques LACAN, *Le séminaire – Livre XX – Encore*, Seuil, 1998.

Jean LAPLANCHE et Jean-Bertrand PONTALIS, *Vocabulaire de la psychanalyse*, PUF, 2007.

Michael LARIVIÈRE, *Imposture ou psychanalyse*, Payot, 2010.

Gottfried Wilhelm LEIBNIZ, *Nouveaux essais sur l'entendement humain*, Flammarion, 1993.

Emmanuel LÉVINAS, *Éthique et infini*, LGF, 1990.

Pierre MOREAU, *Sylvie et ses sœurs nervaliennes*, French & European Pubns, 1965.

Claude NACHIN, *Sigmund Freud, sa vie, son génie, ses limites*, Bréal, 2010.

Gérard de NERVAL, *Les Chimères*, Gallimard, Folio, 2005.

Adam PHILLIPS, *Trois capacités négatives*, L'Olivier, 2009.

Pascal QUIGNARD, *Tous les matins du monde*, Gallimard, 2010.

Nicolas RAND et Maria TOROK, *Questions à Freud*, Les Belles Lettres, 1995.

Paul RICŒUR, *Philosophie de la volonté – 1. Le volontaire et l'involontaire*, Seuil, Points, 2009.

Rainer Maria RILKE, *Lettres à un jeune poète*, Gallimard, Folio, 2006.

Jean-Paul SARTRE, *L'existentialisme est un humanisme*, Gallimard, Folio, 2003.

Colette SOLER, *Lacan, l'inconscient réinventé*, PUF, 2009.

Baruck SPINOZA, *Éthique*, Gallimard, 1994.

Saverio TOMASELLA, « Conscience et fragilité », *Le Coq-héron*, n° 203, Érès, janvier 2011.

Saverio TOMASELLA, « De l'image inconsciente du corps à l'image consciente du cœur », *Psychanalyse Magazine*, 2004.

Saverio TOMASELLA, *La perversion – Renverser le monde*, Eyrolles, 2010.

Saverio TOMASELLA, *La traversée des tempêtes – Renaître après un traumatisme*, Eyrolles, 2011.

Saverio TOMASELLA, *Le surmoi – Il faut, je dois*, Eyrolles, 2009.

Saverio TOMASELLA, *Vers une psychanalyse de la marque et de ses expressions*, université de Nice, 2002.

Maria TOROK, *Une vie avec la psychanalyse*, Aubier, 2002.

Alain VANIER, *Lacan*, Les Belles Lettres, 1998.